更年期健康知识
100 问

朱丽萍 李 力 主编

世界图书出版公司

上海·西安·北京·广州

图书在版编目(CIP)数据

更年期健康知识100问 / 朱丽萍，李力主编 . —上海：
上海世界图书出版公司，2021.12（2023.05重印）
ISBN 978-7-5192-9195-2

Ⅰ．①更… Ⅱ．①朱…②李… Ⅲ．①更年期-保健
-问题解答 Ⅳ．①R167-44

中国版本图书馆CIP数据核字（2021）第240908号

书　　名	更年期健康知识100问	
	Gengnianqi Jiankang Zhishi 100 Wen	
主　　编	朱丽萍　李　力	
责任编辑	沈蔚颖	
装帧设计	袁　力	
出版发行	上海世界图书出版公司	
地　　址	上海市广中路88号9-10楼	
邮　　编	200083	
网　　址	http://www.wpcsh.com	
经　　销	新华书店	
印　　刷	江阴金马印刷有限公司	
开　　本	889 mm × 1194 mm　1/32	
印　　张	7.75	
字　　数	100千字	
版　　次	2021年12月第1版　　2023年5月第2次印刷	
书　　号	ISBN 978-7-5192-9195-2/R · 609	
定　　价	35.00元	

编者名单

主　编

朱丽萍（上海市妇幼保健中心）

李　力（陆军军医大学陆军特色医学中心）

副 主 编

毛红芳（上海市嘉定区妇幼保健院）

徐　飚（复旦大学公共卫生学院）

郭建新（陆军军医大学陆军特色医学中心）

花　琪（上海交通大学医学院附属国际和平妇幼保健院）

编　　委（按姓氏笔画排序）

丁　李（上海交通大学医学院附属国际和平妇幼保健院）

王全民（陆军军医大学陆军特色医学中心）

王晓轶（上海交通大学医学院附属国际和平妇幼保健院）

朱丽均（上海市妇幼保健中心）

许厚琴（上海市妇幼保健中心）

杜　莉（上海市妇幼保健中心）

李文先（上海市妇幼保健中心）

吴佳皓（上海交通大学医学院附属国际和平妇幼保健院）

何燕玲（上海市精神卫生中心）

张　蓉（上海交通大学医学院附属国际和平妇幼保健院）

陈　红（上海市奉贤区妇幼保健所）

范崇纯（上海市妇幼保健中心）

金富锐（上海交通大学医学院附属国际和平妇幼保健院）

周　蒨（上海交通大学医学院附属国际和平妇幼保健院）

编写秘书（按姓氏笔画排序）

吴敏婕（上海市妇幼保健中心）

葛啸天（上海市妇幼保健中心）

序言

随着社会经济发展和人均期望寿命的延长，人们对健康的需求也与日俱增。2021年新的《中国妇女发展纲要（2021—2030年）》发布，对提升女性健康素养，实施健康知识普及行动，加大健康知识普及力度，引导女性树立科学的健康理念，学习健康知识，掌握身心健康、预防疾病、科学就医、合理用药等知识技能，养成文明健康生活方式和健康期望寿命有了更高的要求。

更年期（绝经期）是女性全生命周期中经历时间长、承受压力大、疾病风险高的特殊生理时期，也是女性在家庭和谐社会中发挥重要作用的关键时期。更年期（绝经期）的到来，不仅仅是绝经以及生育能力的下降直至丧失，还将伴随各种症状和疾病，已经成为威胁女性健康的主要因素。更年期（绝经期）健康是提高晚年生命质量及健康期望寿命的重要基础。男性也有更年期症状，但本书中的更年期（绝经期）特指女性。对照新的《中国妇女发展纲要（2021—2030年）》、健康中国、健康妇幼的目标，纵观当前我国妇幼保健状况，在群体健康管理中不尽人意。一方面是人们对美好生活的向往，个性化多样化全程化的健康需求不断增长；另一方面是相应的资源供给不充分，尤其在更年期（绝经期）健康科普方面相对薄弱。调查显示，公众对"更年期"缺乏科学的认知，误区多，甚至还存在许多消极的看法和做法，以至于大部分女性忍受着各种绝经相关症状的煎熬和各种慢性疾病的侵袭，严重影响着她们及整个家庭的生活质量。

上海市妇幼保健中心在朱丽萍主任的带领下，实施上海市第四轮公共卫生项目，在全国率先开展更年期（绝经期）女性重点健康问题综合防治模式的探索，创新更年期保健服务模式，首次建立"3C"（Community-Clinic-Club）服务体系，旨在提供健康档案、健康教育、健康评估和健康服务的整链式健康管理模式，搭建防治结合、中西结合、医体结合等多学科合作平台，提高服务效能同时促进健康问题早评估、早发现和早干预，随着项目的实施和推进，已经取得了良好的成效。

为了让更多女性及其家庭能够全面了解有关更年期（绝经期）的保健和健康管理知识，更满意、更幸福、更优雅地度过人生中最长的时期，上海市妇幼保健中心组织了一批资深临床、保健、公共卫生不同领域，来自妇幼保健机构、医院、院校，涵盖妇科、产科、骨科、药学、营养、运动、心理等多学科的权威学者组成编写团队，编写了《更年期健康知识 100 问》，凝聚专家的智慧，充分发挥强强联合的优势，打造具有时代特色，体现学科特色，符合老百姓需求的科普作品。

该书内容从全生命周期的视角下聚焦更年期（绝经期）特

殊时期，从日常生活息息相关的重点问题或误区入手，以全新的角度和视野，通过问答形式，为更年期（绝经期）女性答疑解惑，内容贴近生活，接地气，语言通俗易懂，帮助每一个女性做好自身健康的第一责任人，将"更无忧""更快乐""更健康"的健康理念传递到每一位女性及其家庭，助力实现健康更年的目标。此书一定可以成为更年期（绝经期）女性自我保健的良师益友，让每位女性、每个家庭更有获得感和幸福感。

华嘉曾

2021 年 9 月

女性是人类文明的开创者、社会进步的推动者，是全面建设社会主义现代化国家的重要力量。世界百年未有之大变局中推动构建人类命运共同体，对女性健康事业发展提出了新的要求。人口老龄化到来，带来急剧升高的慢性病和健康减损水平已经成为全球公共卫生领域共同关注的问题。国际卫生组织也提出了将健康老龄化作为全球解决老龄问题的奋斗目标。随着期望寿命的延长，人们对健康期望寿命更为重视，更年期保健是提高女性晚年生活质量的基础，女性更年期健康管理也更显必要与重要。

当前，全社会正日益达成健康更年、幸福晚年的共识。《健康中国行动》《中国妇女发展纲要（2021—2030年）》和《健康上海行动（2019—2030）》都把关注健康和健康知识普及行动列为首位，为了贯彻落实健康中国行动，尤其是健康上海行动中提出的着力改善"一老一小"等重点人群健康要求，上海市妇幼保健中心针对"更年期"（绝经期）误区多、支持少、自我保健意识弱等问题及日益增长的健康需求，自上海市妇幼保健中心在我国妇女保健学科奠基者华嘉增教授的指导下，开展第四轮公共卫生体系建设项目起，就开展了以社区为基础、以人群为对象的健康管理体系构建与服务模式初探，运用各种形式的宣传方式，实现健康促进的多元化，积极传播"更无忧""更快乐""更健康"的理念，提高公众对更年期（绝经期）保健服务的认知度和自我保健意识并改善求医行为，并且在此基础上不断拓展和打磨，进行了不断创新和大胆实践，取得了显著的成效。

更年期（绝经期）健康管理是实现从疾病治疗转向预防为主的"治未病"，将疾病防治关口前移，不断提高女性自我健康管理意识及自我保健能力而达到对健康危险因素进行全面管理的过程，通过调动个人及群体的积极性，有效地利用有限的资源达到最大的健康保障的效果。我们团队整合各地专家编写的《更年期健康知识 100 问》一书，紧贴老百姓及更年期（绝经期）的需求，针对女性生命周期中历时最长、健康风险最高，但又关注度不足的特殊阶段，高度聚焦和凝练此段女性最关心、最困惑、最需要的科普知识，用贴近生活、通俗易懂的语言，深入浅出地进行科普教育和知识传播，旨在让老百姓能够看得懂、学得会、用得上，引导处于更年期（绝经期）的女性主动参与自己的健康管理，提高公众对更年期（绝经期）的认知和保健意识，积极创建高质量的生活，从而促进女性健康、家庭和睦、社会和谐。充分发挥女性无论在职场还是在家庭中的独特作用，增强女性的获得感、幸福感、安全感。

　　未来，希望能够加强相关的调查和研究，不断拓展和延伸女性保健的服务内涵，通过全体热爱妇幼保健事业的专业团队的共同努力，继续做好妇女儿童健康的守护人。

2021 年 9 月

目录

第一篇
健康知识

第二篇
心理保健

第三篇
性保健

第四篇
症状应对

第五篇
疾病诊治

第六篇
调理锻炼

第一篇

健康知识

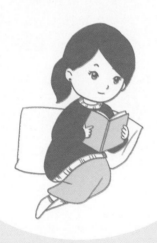

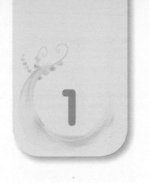

更年期（绝经期）
健康有哪些建议

推进健康中国建设，是全面建成小康社会、基本实现社会主义现代化的重要基础，是积极参与全球健康治理、履行2030年可持续发展议程国际承诺的重大举措。2016年中共中央、国务院首次印发了我国健康领域中长期规划《"健康中国2030"规划纲要》，是我国在健康领域首次公布的中长期规划，将提高妇幼健康水平，加强重点人群健康服务，纳入了我国卫生健康的行动纲领。

2019年国家卫生健康委制订了《健康中国行动（2019—2030年）》，为推进健康中国建设绘制了路线图和施工图，实施妇幼健康促进行动，作为15个重大专项行动之一，是保护妇女儿童健康权益，促进妇女儿童全面发展、维护生殖健康的重要举措，有助于从源头和基础上提高国民健康水平，维护全生命周期健康。

《"健康中国2030"规划纲要》和《健康中国行动（2019—2030年）》指出，为促进从"以治病为中心向以人民健康为中心转变"，国家和保障机构将完善妇幼健康服务体系，建立完善女性全生命周期健康管理模式。

正当我们国家处于实现"两个一百年"奋斗目标的历史交汇期，2021年9月国务院印发《中国妇女发展纲要（2021—2030年）和中国儿童发展纲要（2021—2030年）》，明确未来应当保障妇女全生命周期享有良好的卫生健康服务，妇女人均预期寿命延长，人均健康预期寿命达到期望值水平。提高针对包括更年期（绝经期）在内的不同生命周期妇女的健康需求，提供全方位健康管理服务。

建议：

医务工作者和从事疾病控制的专业人员，需要将专业的、有指导性的女性健康保健的知识不断地更新和普及到所有的大众。

每位女性都是自己健康的第一责任人，健康的钥匙应掌控在自己手中，女性需要主动获取青春期、生育期、更年期（绝经期）和老年期保健相关知识，熟悉生殖道感染、乳腺疾病和宫颈癌等女性常见疾病的症状和预防知识，出现不适需要及时寻求帮助，积极治疗。

家庭所有成员应加强对特殊时期女性的心理关怀，关注更年期（绝经期）女性的身心健康，多做沟通交流，共同养成健康生活方式，普及健康教育，提高女性生殖健康保健意识和能力，自觉维护和促进自身健康，以延长女性预期寿命，使家庭港湾更加温馨。

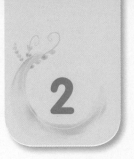

2 如何做好全生命周期健康管理

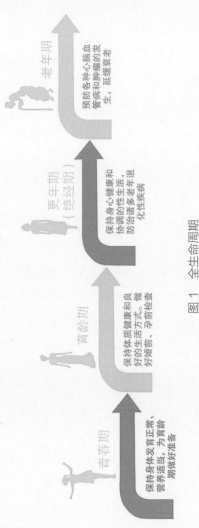

图 1　全生命周期

全生命周期（图1）指人的生命从受精卵开始的生殖细胞的结合一直到生命的最后终止的完整过程，分为妊娠期、新生儿期、婴幼儿期、学龄前期、学龄期、青少年期、青春期、育龄期、更年期（绝经期）、老年期、临终期。生命周期不同阶段健康状况的特点各异，但是每个时期都存在内在联系。既是生长发育积累的阶段，也是健康危险因素累积的过程，互相联系紧密，不能完全割裂。胎儿时期的母亲营养状况、子宫内的环境、婴儿出生体重、婴幼儿以及儿童期的营养状况、饮食习惯、身体活动、感染乃至青春期肥胖、吸烟、体力活动不足等因素，随着生命周期逐渐延续，促成引起疾病原因的链条的推移和发展，最终导致成年后各种疾病的发生。

健康管理兴起于20世纪50年代，强调对个体或群体的健康进行全面监测、分析、评估、咨询和指导，以及对健康危险因素进行全面管理的全过程，是以健康为中心，长期连续、周而复始、螺旋上升的全人群、全过程、全方位的健康服务。

2016年，习近平总书记在全国卫生与健康大会上首次提出"加快推进健康中国建设，要把人民健康放在优先发展的战略地位，努力全方位全周期保障人民健康"，由此延展到把全生命周期健康提升到了国家战略高度。新的《中国妇女发展纲要（2021—2030年）》强调"要实现从胎儿到生命终点的全程健康服务和健康保障，全面维护人民健康"。WHO在《2019—2023年第十三个工作总规划》中，提出要确定一套综合性重点干预措施，在生命全程中提高人类潜能。

针对全生命周期中的更年期（绝经期）这一特殊生理时期的健康问题和人民不断增长的美好生活的向往，2017年上海市妇幼保健中心在全国率先开展妇幼全生命周期重点健康问题的综合防治模式探索，积极拓展妇幼健康管理服务。在孕产妇死亡率、婴儿死亡率两项重要健康指标持续保持国际领先水平的基础上，将母婴安全与健康问题关口前移，针对青少年性生殖健康问题，践行世界卫生组织提出的实行友好服务理念，建立意外妊娠预防综合防治体系，促进青少年健康与发展；针对日益增长的女性更年期（绝经期）健康问题与保健需求，首创以人群为对象、以社区（Community）—门诊（Clinic）—健康管理中心（Center）联动的"3C"健康管理模式，并提供健康建档、健康评估和健康服务的整链式全方位健康管理服务。

2018年11月29日，中国妇幼保健协会全生命周期健康管理专委会在郑州大会上正式成立。作为第九届中国妇女保健发展大会的重要分会，汇聚了多领域、多学科、多层级的专家学者，围绕《"健康中国"2030规划纲要》目标，聚焦热点和难点问题，融合创新，助力全生命周期健康管理。

全生命周期健康管理预示着全人群的整合型服务，也是对以人为中心健康服务更高层级的追求。"妇女平等享有全方位全生命周期健康服务，健康水平持续提升"，已成为《中国妇女发展纲要（2021—2030年）》总体目标之一。针对更年期

（绝经期）和老年期妇女的健康需求，将建立完善妇女全生命周期健康管理模式，提供全方位健康管理服务，提升健康素养，提高营养水平。重点关注青春期、孕产期、更年期和老年期妇女的心理健康，促进妇女心理健康。未来，将从生命全程角度出发，实施妇幼全生命周期全程化无缝隙的健康管理，把国家预防为主的卫生工作方针落到实处，将保健适宜模式与技术渗透到全生命周期的防病治病之中，精准对接和满足群众多层次、多样化、个性化的健康需求，提升老百姓自我健康与健康干预的获得感，全方位、全周期护航妇女儿童健康。

建议：

加强学习新的《中国妇女发展纲要（2021—2030年）》，建立细化的保障方案和目标。女性找准自身的方位，在更年期（绝经期）的阶段制订好自身的健康目标，建立健康的生活方式，均衡营养需求，缓解来自各方的压力，定期健康检查，开心度过未来的每一天，让生命有序健康的延长，活出自己的精彩。

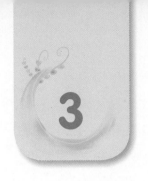

什么是老年期保健

我国老龄化严重，做好老年期保健，对国家健康良性发展、社会稳定、家庭和睦幸福至关重要。

人生的最后阶段称为老年期，从医学、生物学角度，规定 60 岁或 65 岁以后为老年期，80 岁后属高龄，90 岁以后为长寿期。大部分人身体的变化在 40 岁左右逐渐开始，到了 60 岁左右更加明显。

根据中国国情及传统概念，中华医学会老年医学分会（1982 年）建议及我国《老年人权益保障法》规定 60 岁以上为老年。一般老年期均以 60 岁为起点，也有列出 65 岁以上为老年的资料，中国古代曾将 50 岁作为划分界限。中国古代有"三十而立，四十而不惑，五十而知天命，六十而耳顺，七十而从心所欲，不逾矩"。随着时代的发展，平均寿命的增长，部分学者提出将老年期的起点后移。欧美、日本等发达国家多以 65 岁为老年的标准，一些发展中国家则多以 60 岁为标准。2016 年后世界卫生组织定义 60 周岁以上为老年人群，44 岁以下为青年人，45～59 岁为中年人，60～74 岁为"年轻的老年人"，75～89 岁为一般老年人，90 岁以上为长寿老年人，100

以上称百岁老人。老年期的认定还受社会经济乃至国家政策（如退休政策）的影响而各异。

现在还有根据年代、生理、心理、社会来划分年龄的说法，具体为受之父母，不可改变的是年代年龄，但生理、心理和社会年龄却可以通过身心调理、运动锻炼、个人努力加以改变，达到推迟衰老，弥补不足的目标，但是器官的寿命目前还不得而知，如同机器一样，总应当有个"质量的保持期"。

老年期是一生中生理和心理上一个重要转折点，由于生理方面的明显变化所带来心理及生活的巨大变化，进入老年期身体各器官组织会有一定的退行性，心理方面也会发生相应改变，衰老是循序渐进的过程，各时期很难截然划分，衰老现象逐渐明显。衰老过程的个体差异很大，各脏器的衰老进度常不是同步的。衰老与每位女性的健康水平相关，不同年代、不同地区、不同种族、不同家庭的人，衰老进度也不同。

处于老年期的女性身体状况和心理承受能力都会发生一定的改变，较易患各种身心疾病，如失眠、萎缩性阴道炎、子宫脱垂、膀胱膨出、直肠膨出、妇科肿瘤、乳腺肿瘤、脂代谢混乱、认知功能障碍、心脑血管疾病等。

 建议：

老年人器官开始衰老，属于各种慢性病的高发人群，定期体格检查十分必要，加强锻炼身体，在医生指导下合理应用激素类药物，以利于健康长寿。

注意养成良好饮食习惯，劳逸结合，按时就寝，多参加适宜自身体力的运动，还要学习舒缓情绪，多与人交流。

老年人各器官的代谢功能开始减退，平常要合理安排饮食，少吃动物脂肪和胆固醇含量高的食物，如猪油、牛油、奶油、动物内脏等，可以多食一些植物蛋白质和深色蔬菜等，对改善脂代谢有一定作用，如豆类及其制品，木耳、香菇、海带、紫菜、洋葱、大蒜等。多吃新鲜蔬菜和水果，它们含有丰富的维生素、钾、钙、纤维素等，节制食量，适当吃些粗粮，按照国家营养指南，少吃甜食，控制体重，适当减少食盐的摄入量。老年人需要经常活动，才能保持健康，延年益寿，多参加体力劳动及家务劳动，坚持适当的适宜自身的体力活动和体育锻炼。运动贵在坚持，但也要防止运动过度，适当的体力活动因增加热量消耗而减轻体重，使高密度脂蛋白增加而降低胆固醇和血压，从而阻止动脉粥样硬化的形成。修身不忘养性，精神紧张者冠心病发病率明显增高，应尽量减少精神紧张，保持乐观的心情。与人为善，避免急躁情绪，更不要发脾气，爱发牢骚和爱发怒的人容易患心脏病。保持良好的心态，健康度过老年期。

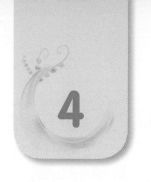

4 什么是更年期（绝经期）综合征

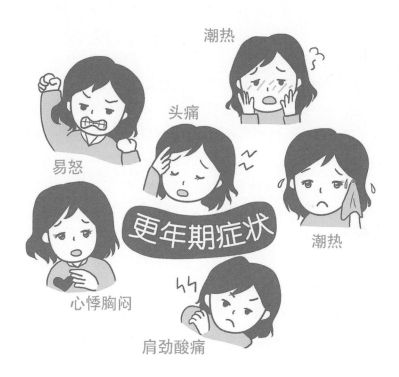

2004 年前一直沿用"更年期"来形容卵巢渐进变更的时期。绝经是女性生殖周期中转折阶段，也是生命进程中必然发生的一个生理现象。卵巢功能的衰退是逐渐变化的过程，更年期（绝经期）恰指这个阶段。因为更年期定义模糊，在1994 年世界卫生组织（WHO）提出废除"更年期"，采用"围绝经期"。2018 年人民卫生出版社本科教材第 9 版《妇产科学》定义为绝经期，绝经综合征为女性在绝经前后出现的，由于性激素波动或减少所致的一系列躯体及精神心理症状。绝经前后卵巢功能有所减退，继之中枢的下丘脑 - 垂体功能也开始退化。绝经综合征有近期和远期症状。大约在接近绝经时出现，此期为从与绝经有关的内分泌、生物学和临床特征变化起，到最后一次月经来潮后的 1 年左右。也有认为女性35 岁左右卵巢的功能就会出现"折棍式"的下降，平均绝经年龄在 48～50 岁，更年期（绝经期）持续 5～7 年。到 2030年全球会有 12 亿以上绝经期（更年期）妇女，我国此阶段女性约占总人口的 1/7，会超过 2.1 亿，将在 2027 年进入深度老龄化社会。WHO 预测到 2050 年，5% 的人口超过 60 岁，我国将有接近 5 亿老年人，可能成为世界上老龄化最严重的国家之一。

随着女性寿命的延长，会有 30 年以上在更年期（绝经期）以后度过。更年期（绝经期）是逐步向老年期过渡的时期，也正是妇科肿瘤、骨质疏松、高血压、心脑血管疾病、老年性痴呆症、糖尿病等众多疾病集中向女性袭来的时刻。

建议：

应该高度重视更年期（绝经期）的保健，世界更年期医学会选定10月18日为"世界更年期关怀日"，全世界49个国家参与，期望共同重视中老年妇女的健康，采取行动进行更年期（绝经期）教育保健活动，让女性安全健康地度过这个时期。进入此期后，我们需要正确对待，保持心理年龄的年轻化，做自己能够做和开心的事情，平稳度过更年期（绝经期）。

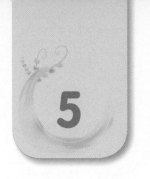

5 什么是更年期（绝经期）保健

女性在 40 岁左右开始进入更年期（绝经期），随着生活条件改善，绝经相关的生理变化延缓到 50 岁以后。有部分妇女在此期前后由于性激素减少引发一系列躯体和精神心理不适。更年期（绝经期）保健属于妇女保健学重要部分，此期间女性需要更多的呵护和关爱。

建议：

（1）养成习惯：维持生物钟的调节，合理安排生活，保持心情舒畅；注意优质蛋白质、维生素及微量元素的补充；饮食合理均衡，粗细搭配，荤素搭配；多做户外活动和多沐浴阳光，注意锻炼身体，锻炼方式根据自身情况量力而行，每次锻炼时间不宜过长，且强度过大。

（2）保持清洁：外阴部未经医生检查发现有炎症，不应做内部清洗和使用任何药物，尤其是不宜进入阴道清洗和盥洗；内衣、内裤经常清洗，最好穿棉质内裤，要有专用的毛巾、浴巾和盆子，被褥也尽量勤洗、勤换。房事前双方要排空小便，清洗颜面、双手和外阴。为减少尿急、尿痛，女方房事后应当排尿，尿液可冲洗尿道口，防止发生肾盂肾炎、膀胱炎症、尿道的炎症。还应注意引发生殖道的炎症，如阴道炎、子宫内膜炎、盆腔炎等；防止绝经过渡期月经失调，重视更年期（绝经期）阴道流血。保持大小便通畅。

（3）加强锻炼：重视盆底功能锻炼，此阶段体内支持组织及韧带松弛，容易发生子宫脱垂及压力性尿失禁，应行肛提肌锻炼，可以做缩肛的动作，加强盆底组织的支持力，避免重体力劳动。

（4）定期体检：此期是妇科肿瘤的好发年龄，应每年或半年健康体检和专科体检，早期发现疾患、早期诊断、早期治疗。

（5）规范诊治：有明显不适和更年期（绝经期）症状时在医师的指导下采用激素补充治疗、补充钙剂等方法防治更年期（绝经期）综合征、骨质疏松、心血管疾病等发生。

（6）避孕指导：虽然此期生育能力下降，月经开始紊乱，但仍可能有排卵，需要避孕至月经停止12个月以后。发现停经应当及时到医院进行检查。

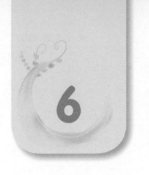

6

女性生殖器官的功能和更年期（绝经期）会发生哪些变化

生殖器包括内生殖器和外生殖器。

作为女性第一性征的外生殖器是生殖器外露部分，也称为外阴，可以辨别性别，包括：阴阜、大阴唇、小阴唇、阴蒂、阴道前庭（前庭球、前庭大腺、尿道外口、阴道口）。

大小阴唇有保护阴道，减少微生物感染作用；小阴唇及阴蒂含有神经末梢，阴蒂对性刺激比较敏感；阴道前庭内有尿道口和阴道口，前庭大腺位于阴道口两侧，性兴奋时可分泌黏液起润滑作用；处女膜可因性交撕裂或阴道分娩，形成处女膜裂痕，部分女性剧烈运动也可能导致处女膜撕裂（故有些年轻女性初次房事时无出血，古代由于这种情况不知道冤屈了多少女性）。

内生殖器官位于真骨盆内，包括：阴道、子宫、子宫附件（输卵管及卵巢合称）。

（1）阴道为一条上宽下窄的通道，位于真骨盆下部中央，属于性交器官，也是月经血排出及胎儿娩出的通道。

（2）子宫为倒三角形有腔的肌性器官，位于盆腔中央，是孕育胚胎、胎儿和产生月经的器官（这个器官功能很大，每个人从胚胎到胎儿期一直在母亲的子宫成长），子宫是否有内分泌功能目前还不知晓。

（3）输卵管是一对细长而弯曲的肌性管道，是卵子和精子结合及运送受精卵的场所。局部肌肉组织少，若受精卵受到阻碍，局部驻留形成异位妊娠（宫外孕）。

（4）卵巢为一对扁椭圆形的性腺，产生与排出卵子，并分泌甾体激素的性器官（对我们女性来说，它的功能比子宫还大）。

在更年期（绝经期），内外生殖器器官，包括乳房均会发生不同程度的萎缩，阴道内分泌物开始减少，月经开始紊乱，逐渐开始没有排卵，激素水平发生变化，这些属于正常的生理状况。

建议：

积极获取健康教育知识，充分了解自身生殖器官的功能以及这些器官在更年期（绝经期）所发生的变化，做好自己的健康管理，减少认知的误区，及时识别异常情况，成为自己健康的第一责任人。器官的退化属于正常生理状况，养成良好的习惯，有利于延续器官的功能。

7 更年期（绝经期）前后内分泌有哪些变化

更年期（绝经期）大约在 40 岁以后，卵泡逐渐耗竭，卵巢功能逐渐减退，随后表现下丘脑 - 垂体功能退化，主要是女性激素的变化。

（1）卵巢功能衰退的最早征象是卵泡对卵泡刺激素（FSH）的敏感性降低，FSH 水平升高。绝经过渡早期雌激素水平波动很大，由于 FSH 升高对卵泡过度刺激引起雌二醇分泌过多，甚至高于正常水平，故绝经过渡期雌激素水平并非逐渐下降，只是在排卵耗竭，完全停止发育后雌激素水平才迅速下降。绝经后卵巢极少分泌雌激素，但女性循环中仍有低水平雌激素，主要来自肾上腺皮质和卵巢的雄烯二酮经周期组织中芳香化酶转化的雌酮。绝经后女性循环中雌酮高于雌二醇，当雌激素低于 20 ng/L 以下时月经将不再来潮，但并不影响女性正常生活。

（2）绝经过渡期仍有黄体酮分泌，卵巢尚有排卵功能。但因卵泡发育质量下降，黄体功能不良，导致黄体酮分泌减少。完全月经不来潮后无黄体酮分泌。

（3）绝经后雄激素来源于卵巢间质细胞及肾上腺，总体雄激素水平下降。其中，体内的雄烯二酮主要来源于肾上腺，量约为绝经前的一半。卵巢主要产生睾酮，由于升高的促黄体生成素（LH）对卵巢间质细胞的刺激增加，使睾酮水平较绝经前增加。

（4）绝经后促性腺激素释放激素（GnRH）分泌增加，并与 LH 相平衡。

（5）绝经后抗米勒管激素（AMH）水平下降，较 FSH 升高、雌二醇下降早，能较早反应卵巢功能衰退情况。

（6）绝经后女性血抑制素水平下降较雌二醇下降也早且明显，可能成为反映卵巢功能衰退更敏感的指标。

 建议：

　　消除女性内分泌（激素）替代的认知误区，更好地适应和应对部分变化对生活的影响。如果有心情急躁、易怒、潮热失眠、多疑等特殊的不适，影响正常工作和休息，应当到医院的妇科，找医生咨询和指导，适当进行药物的治疗，才能保证有一个开心的更年期（绝经期）。

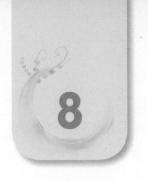

8 更年期（绝经期）浑身不舒服为何说我没病

更年期（绝经期）女性的卵巢功能逐渐衰退，卵泡逐渐耗竭，体内雌孕激素水平不断降低，带来一系列身体的变化，出现血管舒张和收缩功能的障碍、神经精神症状，表现为随时可以出现的一阵阵发热（潮热）、出汗、情绪不稳定、性情急躁、不安、多疑、抑郁或烦躁、失眠等称为绝经综合征。此时卵巢可以没有排卵，但可以出现一些月经的紊乱，时有时无的异常子宫出血。长而久之出现泌尿生殖器绝经后综合征，阴道分泌物的减少、干燥、房事时疼痛，性交困难，极易出现的反复阴道感染，外阴瘙痒，尤其在夜间明显。有时还会出现排尿困难、尿痛、尿急等反复发生的尿路感染等。

骨质疏松是 50 岁以上妇女常有的表现，半数以上会发生在绝经后。一般在月经不再来潮后的 5～10 年内，骨质疏松最常发生在人体背后的椎体部位。内源性雌激素水平降低的绝经后期妇女，比老年男性更易患阿尔茨海默病；糖脂代谢异常增加心血管病变的风险，动脉硬化、冠心病的发病率较绝经前明显增加。

更年期（绝经期）属于生理改变的过程，虽然有浑身不舒服，在疾病的检查中往往无器质性病变发生，大多数女性不会感觉特别不舒服，在内科医生检查后会说"没病"。经常会遇见患者心悸、失眠、抑郁、烦躁等，寻求帮助时看过心内科医生、神经内科医生、心理医生、睡眠中心医生，确实没有异常情况的发现，结合患者月经不规律，年龄处于更年期（绝经期）考虑为绝经综合征。

建议：

发生绝经综合征时，应当到妇科内分泌门诊就诊，可以得到医生的帮助。严重的绝经综合征，可适当使用激素替代治疗，当然也需要心理疏导，本身这是女性必须经历的一个生理过程，要以乐观的心态适应，建立健康的生活方式，包括锻炼身体，健康饮食，多晒太阳，摄入足量蛋白质及含钙食物。可补充谷维素调节自主神经，多数人一定可以平稳度过女性生理的特殊时期。

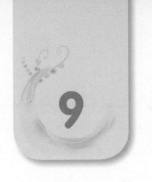

9 绝经与闭经是一回事儿吗

绝经期是月经永久停止后的时期（再也不来月经了，与"姨妈"告别期），医学上分为自然绝经和人工绝经，我国妇女平均绝经年龄为 49.5 岁，80% 在 44～54 岁，绝经年龄主要取决于遗传，当然跟生活水平有一定关系，城市女性相对绝经年龄晚于农村女性。

自然绝经指卵巢内卵泡生理性耗竭所致的绝经，对垂体促性腺激素丧失反应，导致卵巢功能衰竭。绝经后因雌激素水平下降，会出现相应的临床表现，如血管收缩功能异常以及自主神经功能的紊乱，时常会有突然发生的面部发红，发热（潮热）、出汗；也会出现神经精神的症状，情绪不稳定，随时想发火或烦躁，多疑不安、猜疑、情绪低落，抑郁，晚上入眠困难或早早醒来等，远期并发症会出现泌尿生殖器、骨代谢、心脑血管系统变化，都属于生理的悄然改变，应当关注。

人工绝经是指因为疾病导致两侧卵巢经手术切除或放射线照射等所致的绝经。人工绝经更易出现更年期（绝经期）提前到来，由于身体没有经历激素缓慢下降的适应过程，出现绝经综合征症状会更严重，此时多半不能耐受，容易产生负面的影响。

闭经表现为无月经或月经停止，也就是过去月经正常每月来潮，突然发现很久不来月经了。

根据既往有无月经来潮，分为原发性闭经和继发性闭经。原发性闭经指女性超过 14 岁，第二性征没有发育；或年龄超过 16 岁，第二性征虽已发育，月经还未来潮。继发性闭经指正常月经来潮建立后停止 6 个月，或按自身原有月经周期计算月经来潮，现停止 3 个周期以上者。应当注意的是青春期前、妊娠期、哺乳期及绝经后的月经不来潮不算闭经。

建议：

在医生指导下，根据病情，可以选择采用激素补充治疗，家庭成员更加应当做更多的疏导工作，多给予关心体贴，多给予陪伴，并鼓励锻炼身体和健康饮食，建立健康生活方式。

闭经表现为无月经或月经停止，也就是过去月经正常每月来潮，突然发现很久不来月经了。根据既往有无月经来潮，分为原发性闭经和继发性闭经。常见的闭经分为：下丘脑闭经、垂体性闭经、子宫性闭经、卵巢性闭经以及下生殖道发育异常导致的闭经，有点深奥哟，不过对于专业妇科内分泌医生必须了解，需要进一步学习。这类闭经与更年期（绝经期）无关。

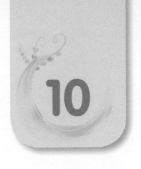

10 生殖器官相关的闭经有哪些

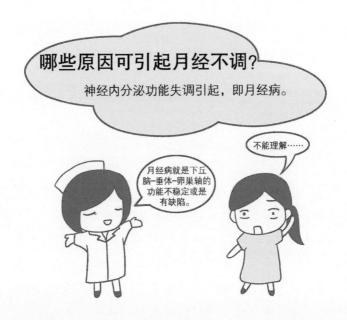

哪些原因可引起月经不调？

神经内分泌功能失调引起，即月经病。

月经病就是下丘脑-垂体-卵巢轴的功能不稳定或是有缺陷。

不能理解……

　　闭经为常见的妇科症状，表现为无月经或月经停止。任何闭经诊断前均应首先排除妊娠。更年期（绝经期）可能出现月经紊乱，短暂的月经不来潮，应当注意，有可能怀孕。

　　与女性生殖器官相关性闭经主要有以下 3 种：

　　子宫性闭经：属于继发性闭经。原因在子宫，因感染、创伤导致宫腔粘连引起的闭经称为 Asherman 综合征，多与人工流产时刮宫过度或产后、流产后出血时，做刮宫手术损伤子宫内膜有关。此外宫颈锥切术所致的宫颈管粘连狭窄、手术切除子宫或子宫内膜、放疗也可致闭经。

卵巢性闭经：原因在卵巢，多与疾病相关。这类闭经促性腺激素升高，属于高促性腺激素性闭经。可见于卵巢储备功能不足，常见疾病有早发性卵巢功能不全、卵巢早衰、卵巢功能性肿瘤、多囊卵巢综合征等。

原发性闭经：任何生殖道闭锁引起的横向阻断，均可导致闭经，如子宫发育畸形、生殖道畸形、无阴道、处女膜闭锁等。

建议：

保持良好的生活习惯，避免超负荷运动、精神紧张与不良刺激，同时调整饮食结构，不过度节食，以保证足够营养物质的摄入。

注意采取正确的避孕措施，尽量减少非必要的宫腔操作和人工流产刮宫频次。使用紧急避孕药物，1 年内不得多于 2 次。

发生女性生殖器官相关性闭经需及时到医院就诊，必要时可选择药物治疗或手术治疗。

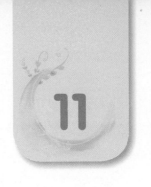

11 卵巢功能相关的问题有哪些

随着年龄的增长，女性卵巢功能减退是一个逐渐进展的过程，早发性卵巢功能不全和卵巢早衰将对女性一般状况、心理和性生活质量、生育前景以及长期的骨骼、心血管和认知健康产生严重影响。

女性在 40 岁前出现卵巢功能低下为早发性卵巢功能不全，属于卵巢功能减退至一定的阶段的疾病状态。主要表现为月经异常（闭经大于 4 个月）、卵泡刺激素水平升高 > 25 IU/L（至少间隔 4 周测 2 次以上）、雌激素波动性下降。

卵巢功能减退至一定阶段所发生的疾病状态，主要有以下两种：

卵巢储备功能减退：指卵巢内卵母细胞的数量减少和（或）质量下降，同时还有抗米勒管激素水平降低、窦卵泡数减少、卵泡刺激素升高，生育力开始下降，可以发生在各个年龄段、发生的原因还不十分清楚，可以有月经改变，也可能发生月经量的异常。

卵巢早衰：女性 40 岁以前出现闭经，FSH > 40 IU/L和雌激素水平降低，并伴有不同程度的潮热、多汗、焦躁、性欲减退等更年期（绝经期）症状，属于早发性卵巢功能不全的终末阶段。可以由于卵巢内没有卵泡，还可由于医源性损伤和手术引起。

建议：

从卵巢储备功能减退到早发性卵巢功能不全再到卵巢早衰是一个渐进的过程，按照"未病先防，既病防变"治未病的思想，及时发现并尽早干预，对于女性卵巢健康和卵巢早衰防治有重大意义。心理及生活方式干预方面：可适当缓解心理压力、健康饮食、规律运动、戒烟，避免生殖毒性物质的接触，对于骨密度降低者适当补充钙剂及维生素D，尤其是多做户外活动，多晒太阳。

发生早发性卵巢功能不全和卵巢早衰的女性，需及时到医院就诊，若无激素治疗禁忌证可选择激素治疗，也可选择中医药治疗。

生育力保存目前也成为新的热点问题，针对高风险人群或因某些疾病接受损伤卵巢功能治疗的女性，可以根据患者意愿、年龄和婚姻状况，采取适当的生育力保存方法，包括卵母细胞冷冻、卵巢组织冻存移植等，但目前尚存在技术、伦理、安全性等问题需进一步深入研究探讨。

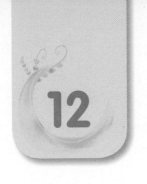

12 更年期（绝经期）需要采取避孕措施吗

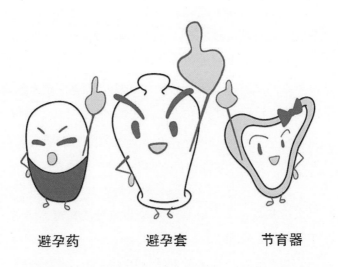

避孕药　　　　避孕套　　　　节育器

意外怀孕是全球性问题，每年约有 8 500 万例意外妊娠，即 40% 的妊娠都是非意愿妊娠，其中 50% 的非意愿妊娠以人工流产为结局。

大多数人认为更年期（绝经期）就等同于没有生育能力，很多女性都想当然地认为在夫妻生活中不再需要采取避孕措施。但实际上，所谓更年期（绝经期）本身是一个阶段性概念，需要经历一个较长的过程，而并不是瞬间说停就停，绝经的过程也可能需要经过数年时间，到"绝经"之前也会出现反复，即你认为的绝经可能并不是最后的绝经，卵巢也可能会出现存留卵子的排出。

更年期（绝经期）的女性生育能力有所减退，初始出现月经不调或者紊乱现象，因而此时也可能出现不规律排卵。怀孕的概率并非百分百的为零，即便是绝经以后，1 年之内也有可能怀孕，由此可见，绝经过渡期仍有排卵导致意外妊娠的可能，故应坚持避孕。通常推荐选择以外用避孕为主的避孕方法，如安全套。原来使用宫内节育器无不良反应可继续使用，至绝经后 3 个月或半年内取出。绝经过渡期阴道分泌物较少，不宜选择避孕药膜避孕。具体避孕措施根据年龄的不同而有所区别。

 建议：

40 岁以上的女性，凝血功能等检查正常，且没有吸烟、脑卒中、心血管疾病和血栓等危险因素的健康女性均可服用三代口服避孕药，50 岁左右停药观察，此方法使用者静脉血栓栓塞，动脉血栓栓塞的风险增加，使用后需定期随防，不断进行安全评估。50 岁以上女性可选择的避孕方式有避孕套、避孕凝胶剂、避孕栓等，不宜再选用复方避孕药及安全期避孕。60 岁以上女性已进入绝经后期，无须避孕。

13 绝经了没有不舒服可以不体检吗

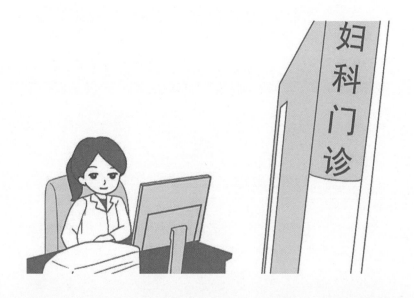

　　不可以。更年期（绝经期）前后人体的各个部分都会出现相应的变化，卵巢功能变化相对明显，绝经后由于卵巢功能减退，不但可以有近期绝经综合征，也会有肿瘤发生，还可能提升远期疾病的风险，这个阶段血压可能会升高，泌尿生殖器官可能发生绝经后综合征、骨代谢的改变、心脑血管疾病等。

随着年龄增长，发病的风险也会随即增加，故尽管绝经后没有不舒服仍需按时体检。疾病重在治未病，防病是重中之重，明确发病原因预防是一级预防的重要措施，二级预防中早期诊断，早期治疗可以消灭疾病在发病早期的萌芽状态。

应当纠正的是很多女性都是等自己有不舒服的情况下才到医院看病，可能会被确诊是恶性肿瘤，此时很多已经是局部晚期或者是晚期，很少是比较早期的，因为绝大多数恶性肿瘤在早期的时候是没有任何不舒服的表现，觉得跟正常人一样。

乳腺癌和宫颈癌是影响女性健康的两个常见肿瘤，早期症状较少，也容易忽略。轻微的血压、血脂、血糖等异常往往没有临床症状，早期完全可以通过调节作息时间，控制饮食，适当运动等解决问题，若不及时处理，患者病情会逐渐加重，等到出现临床症状，往往病情比较严重，此时治疗既要花大量时间及金钱，且增加患者及家属心理负担，耗费人力物力，甚至出现人财两空的现象。

 建议：

每年健康体检是保障身体健康的重要措施，60岁以后有条件时，每年最好2次体检，一般在年初和年中期。体检最好在正规的医疗机构进行，除全身全部相关的检查外，一定不宜忽视妇科专科检查。

14 为什么要进行"两癌"筛查

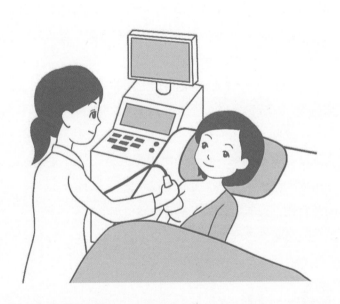

　　宫颈癌和乳腺癌是目前常说的女性"两癌",是严重影响女性身心健康甚至危及生命的最常见的恶性肿瘤。宫颈癌属于全球四大常见癌症和导致女性癌症死亡的第四大原因。新发病例数增加到 59.8 万例(2020 年),死亡人数 33.8 万例(2020 年)。发展中国家发病率是发达国家的 3～10 倍,宫颈癌已成为全球公共卫生挑战之一。

"两癌"筛查是用先进的检查手段，排查出女性是癌症还是一般的妇科疾病。对适龄女性实施的每2～3年1次的宫颈癌和乳腺癌专项检查，通过早期发现、早期诊断和早期治疗，以减少发病率和死亡率，提高女性生殖健康水平。重点筛查人群年龄为18～64岁。

20世纪90年代末期开始医务工作者已经注意到，作为女性第二位生殖系统恶性肿瘤的宫颈癌发病率、死亡率逐渐上升，并有明显趋向年轻化的状况，发病高峰年龄为40～70岁，半数以上集中在36～50岁，且农村高于城市。每年新发病例占世界宫颈癌总数的28.8%，约13.15万，在20世纪70年代30岁以下仅占0.5%，20世纪90年代后30岁所占比例升至15%～20%。平均每年以8.7%的速度增长，其中农村地区增长率为10.3%，城市地区增长为5.6%；而死亡率则以8.1%的速度增长，防治形势不容乐观。

乳腺癌是乳房腺上皮组织的肿瘤，居女性恶性肿瘤第一位，常与遗传因素相关。发病率占全身各种恶性肿瘤的7%～10%。我国乳腺癌的发病年龄一般比欧美国家早，高峰处于45～55岁，国家癌症中心发布最新的癌症统计数据，女性乳腺癌新发病例占女性恶性肿瘤发病的17.10%，每年发病约为30.4万。仅1%～2%的乳腺癌患者是男性。

宫颈癌和乳腺癌是危害女性健康的两种癌症，更年期（绝经期）前后发病率较高。尽早地发现、检查出来，治疗成本低。可以做到早发现、早诊断、早治疗。

目前我国还没有全国性的"两癌筛查"专门组织机构或

者专门日期和宣传指导。2009 年 7 月 7 日全国妇联、卫生部共同启动了国家农村妇女"两癌"筛查项目，旨在通过三年试点，采取宣传、健康教育和检查等方式，有效推动"两癌"筛查，如在项目试点地区的 18～65 岁农村妇女实施"两癌"免费筛查项目，在北京展开了"双丝带在行动"的活动，重点为外地在京务工的女性提供"两癌"免费检查服务，上海市也做了区域的尝试。

随着我国逐步进入小康社会，国家十分重视人民的健康状况，为帮助广大女性增强自我保健意识，提高预防疾病知识普及，培养健康、文明、科学的生活方式。

建议：

重视更年期（绝经期）自身的健康，积极参加"两癌"的筛查，此阶段应当提高筛查密度。

仅做"两癌"筛查对于自身健康的保障是不够的，还应当在专业医生的指导下做好健康保障，调理生活习惯、学习健康相关知识，提高自我保健意识。

宫颈癌早期如何筛查

宫颈癌是最常见的妇科恶性肿瘤，早期表现应当重视和关注，阴道流血是常见的症状，表现为性生活之后或者是妇科检查有阴道流血，称为接触性的出血，量可多可少或不规则，也可以为月经经期延长、月经量增多、经期间出血等。对于更年期（绝经期）尤其是绝经之后的阴道不规则流血，不论是白带带血还是房事后出血，一定要提高警惕。还有就是阴道异常排液，突然的阴道分泌物的增加，可以是白色或者是血性，或者是白带混有血液，质地比较稀，如果伴有感染，可以有腥臭味，到晚期更加臭味难挡。

宫颈癌的高危人群，普遍认为与这些因素有关，首位的是人乳头瘤病毒（HPV）感染者；多性伴侣，没有防护下的性接触；过早性生活、早婚、多育者，生殖道发育不成熟，抵抗病毒能力弱；进入更年期（绝经期）不重视筛查，阴道分泌物有异常未及时就医；宫颈有病变，高级别病变治疗后，HPV持续感染，没有重视增强机体抵抗力和控制感染；口服避孕药，激素代谢失调、吸烟均为宫颈癌高发人群，其他的诱发因素也在研究中，等待明确的结果。

建议：

快速准确的宫颈癌的筛查，对宫颈癌预防和早期发现、早期治疗至关重要。

定期的妇科检查是必需的，直视下可以观看宫颈的外形，更年期（绝经期）女性每年至少 1～2 次。宫颈癌筛查方法使用液基细胞学（TCT）和 HPV（人乳头瘤病毒）联合筛查检出率高。

世界卫生组织建议从 30 岁开始进行 HPV DNA 检测，每 5 年定期筛查 1 次。优先筛查 30～49 岁的女性。50～65 岁女性年龄段从未接受过筛查的更年期（绝经期）女性也应优先考虑。65 岁以后，如按世界卫生组织（WHO）建议的筛查间隔为定期筛查且连续 2 次均为阴性，则可停止筛查。初步筛查为细胞学呈阳性，但阴道镜检查结果正常，则在 12 个月时重新进行 HPV DNA 检测，如果阴性，则可转为常规定期筛查间隔。HPV 可以由医疗卫生专业人员采样或由女性自行采样。自行采样可能让患者更自在，但需要得到专业人员的指导。我国大多数区域筛查以 TCT 为主，重视 HPV 的筛查，使用联合筛查加上阴道镜下的宫颈组织活检，可以提高宫颈癌的检出率和诊断率，早期发现，便于治疗。

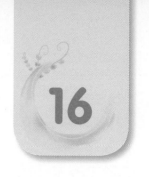

宫颈癌的预防该如何做

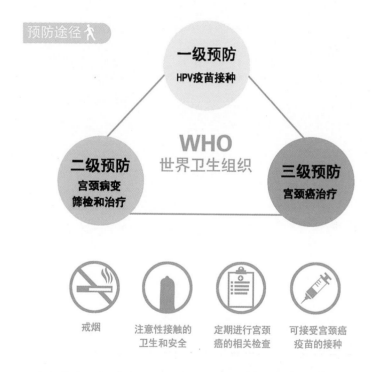

预防途径

一级预防
HPV疫苗接种

WHO
世界卫生组织

二级预防
宫颈病变
筛检和治疗

三级预防
宫颈癌治疗

戒烟

注意性接触的
卫生和安全

定期进行宫颈
癌的相关检查

可接受宫颈癌
疫苗的接种

我国作为发展中国家，已经将宫颈癌的防控提上议事日程。2008 年由于明确了人乳头瘤病毒（HPV）与宫颈癌的关系，德国科学家获得了诺贝尔医学奖，使宫颈癌成为病因明确的感染性疾病，为后来的疫苗研发提供了理论基础。

在我国城市女性中，高危型 HPV 感染的第一个高峰年龄是 15～24 岁，第二个感染高峰年龄是 40～44 岁。目前宫颈癌已经有三级预防的策略，推广 HPV 预防性疫苗接种（一级预防），通过阻断 HPV 感染预防子宫颈癌的发生。普及、规范子宫颈癌筛查，早期发现鳞状上皮内病变（二级预防）；及时治疗高级别鳞状上皮内病变，阻断子宫颈浸润癌的发生（三级预防）。二级、三级预防通过筛查来早期发现患者，给予积极治疗。

2018 年国际乳头瘤病毒学会发起，中国癌症基金会确定每年的 3 月 4 日为"国际 HPV 知晓日"，积极宣传和普及加强宫颈癌预防，关爱女性的健康知识。2006 年国际首个 HPV 疫苗获批上市，10 年后我国引进上市使用，2019 年 12 月国产疫苗已经获批生产，已经开始在人群中接种。

目前我国将 HPV 疫苗定为第二类疫苗，推荐接种的年龄范围为 9～45 岁女性，建议最佳年龄为 13～15 岁没有性生活的女孩。推荐于 0/1（或 2）和 6 月分别接种 1 剂次，共接种 3 剂。其中二价疫苗推荐年龄为 9～45 岁女性，四价疫苗推荐年龄为 20～45 岁女性。

HPV 疫苗注射后仍然需要定期做宫颈癌的筛查，目前尚没有治疗宫颈癌的疫苗，HPV 感染的控制，间接的防治宫颈癌的发生，并不能直接预防宫颈癌的发生，但持续的 HPV 感染 5～10 年后是会发生宫颈癌的，必须知晓这一点，定期筛查是必需的。

建议：

2020 年 11 月在世界卫生大会上，世界卫生组织（WHO）提出了全球消除宫颈癌战略呼吁，我国和全球 194 个国家一同签约了《加速消除宫颈癌全球战略》，共同承诺到 2030 年至少 90% 的女孩在 15 岁前完成人乳头状瘤病毒（HPV）疫苗接种，70% 的女性定期接受高效检测方法筛查，90% 确诊宫颈疾病的女性得到治疗。

2021 年国务院批准公布了《中国妇女发展纲要（2021—2030 年）》，明确提出需要提升妇女健康素养。实施健康知识普及行动，加大妇女健康知识普及力度，宫颈癌的防控再次提上日程，要求妇女对宫颈癌和乳腺癌防治意识明显提高，卫生机构对宫颈癌和乳腺癌综合防治能力不断增强。明确适龄妇女宫颈癌人群筛查率达到 70% 以上，乳腺癌人群筛查率逐步提高。到 2050 年，成功实施疫苗接种、筛查和治疗三项措施，可以减少 40% 以上的新发病例和 500 万例相关死亡。

定期妇科检查，每年有一次 TCT 检查，有条件者应当做 HPV 筛查；注意身体的不良状况预警；养成良好的生活习惯是应当做到的。

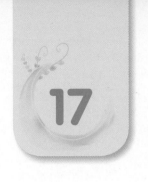

17 乳腺癌有哪些早期表现，如何预防

　　乳腺癌是女性恶性肿瘤的首发疾病之一，发病率呈上升趋势。全球女性癌症中发病率为 24.2%。国家癌症中心统计数据显示，全国女性乳腺癌新发病例占女性恶性肿瘤发病的 17.1%（2019），每年发病约为 30.4 万。20 岁以后和更年期（绝经期）的 45～50 岁发病率逐渐上升。

　　有乳腺癌高危因素的女性，发生乳腺癌的机会较高，高危因素包括：有乳腺癌病史或家族史者，母亲家族中有乳腺癌者，家族中有血缘关系的人曾患乳腺癌，乳腺癌发生的概率比正常人至少要高 2.5 倍；在青春期以及绝经期后应格外重视有发病的可能，45～60 岁是乳腺癌的高发年龄。月经初潮早（12 岁以前）或绝经晚（55 岁以后），有内分泌疾病如甲状腺功能失调、妇科肿瘤也应重视；有乳腺囊性增生伴不典型增生者，如乳腺纤维瘤、乳腺囊性肉芽肿等；生育时间较晚者，35 岁以后生第一胎；未曾生育或独居单身者；反复多次接受放射线者；常食高脂肪食物且肥胖者；生活起居不规律，时常熬夜，有不良嗜好者；长期使用性激素，如使用避孕药、含雌激素保健品及化妆品；经常处于环境污染区域或有食品安全问题者。

如何早期发现乳腺癌？乳腺癌早期常为无意中触摸到乳房无痛性的单发小肿块，肿块质地较硬，表面不光滑，与周围正常组织分界不很清楚，在乳房内不易被推动。有时发现乳罩上有水的印记，乳头溢液，多为血性液体。可以摸到有无痛腋下肿块。当病变波及韧带，可使韧带缩短，肿瘤表面皮肤凹陷，即可出现局部的"酒窝征"，也可出现乳头内陷。当发现有乳腺肿块或乳腺腺体增厚，或乳头溢液，乳头内陷等应及时到医院就诊。高度怀疑为癌时，可做乳腺超声、钼靶检查或磁共振检查，乳管内窥镜检查和肿块穿刺细胞学检查等，最后确诊常需切除肿块行病理学检查。

乳腺癌病因不明，难以确定预防策略。1992年10月由雅诗兰黛集团资深副总裁伊芙琳·兰黛和美国《自我》杂志主编彭尼女士共同发起，以佩戴"粉红丝带"为标志的全球乳腺癌防治运动，此后每年10月的第三个星期五定为粉红丝带关爱日，"粉红丝带"成为乳腺癌防治运动的标志，每年有一个主题。

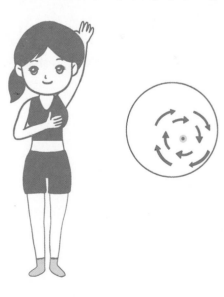

如何预防乳腺癌？首先应避免长期精神刺

激，培养良好的心理素养，保持情绪稳定和愉悦的心情，可以增强抗癌能力。经常户外获得足够的阳光，使人体取得所需要的维生素 D，而维生素 D 有一定的防止乳腺癌的作用。适当节制动物脂肪的摄入，少饮酒，不抽烟，远离二手烟的影响。避免接受过多的放射线照射，尤其是在经期、妊娠期等对放射线敏感时期。提倡母乳喂养，断奶宜缓慢实施，及时治疗乳腺的癌前病变。35 岁以上女性应该定期进行乳房自我检查和乳房超声或 X 线检查。

建议：

　　了解家庭的肿瘤患病状况，易发人群要加强自我保健意识，更年期（绝经期）应当做好乳房日常自行检查，最好在每个月月经结束后的第五天洗澡时自行检查乳房。方法是对镜直立观察乳房外形，洗澡或睡觉平卧逆时针方向触摸乳房有无包块，对着镜子举手观察乳房外形，观察乳头有无溢液。有异常状况，必须及时就医。

第二篇

心理保健

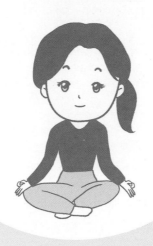

18 更年期及老年期心理变化有哪些

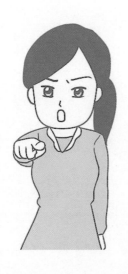

焦虑

烦躁

易怒

　　人到中年是建功立业和成果收获并重的黄金时期，满负荷工作，上有老下有小，也是身心负担最重的时期。

　　40岁的天空是深邃和厚重的。处于帆满张、弓满弦的女性，心理发展日趋成熟，性格成熟而稳定，能够较好地认识自己和周围的社会环境，能够较好地控制自己的情绪，保持个人精神状态的平衡，适应社会。虽然此时的女性生理机能过了顶峰期，开始下降，但是女性的心理活动能力还是在不断提高

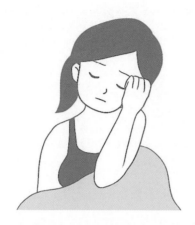

忧郁

疲惫

的。女性的知识和经验的积累使自身具有较丰富的情感，较强的理解力，较之青年时期有更强的分析、判断和处理问题的能力，对自己有较明确的定位和自信。

此时的天空也是风云多变的。随着身体机能的减退，更年期（绝经期）的到来，习惯的行事方式和责任感与心有余而力不足的无奈、健康状况的忧虑，社会地位和家庭角色功能变化带来的不适，事业与家庭，社会与个体的种种冲突和矛盾，如果处理不好，心身俱疲，容易产生焦虑、失望、烦躁、忧郁等不良情绪，影响身心健康。

性心理发生变化，随着激情和冲动的消减，从炽热的红色转为棕红。虽然存在个体差异，但总体上性欲和性行为要求较年轻时有所下降，夫妻间或性伴侣间也容易出现不和谐。

因为有怀孕、生产、月经及更年期（绝经期）的生物性别差异，加上社会不同的角色期待或个性心理表现，女性罹患抑郁症的概率是男性的两倍，世界各地报告的结果类似。更年期（绝经期）便是其中的一个高危阶段，所以，女性40的天空，"蓝色"的机会也比较多。蓝色是忧郁的象征色，英文单词"blue"，也有忧郁的释义。

进入更年期（绝经期）以及此后的老年期，身体机能逐渐减退到衰退，活动受限，身边亲友相聚困难，孤独和活动功能受损带来的抑郁、焦虑，和认知功能下降是影响更年期（绝经期）以及此后老年人心理健康的主要因素。

 建议：

（1）中老年人要保持年轻的心态，"无龄感"，也就是不要整天想着我已不是当年，而是去计划和实施自己想做的事情。

（2）保持和谐的家庭关系，家庭是心灵和身体的大本营，氛围要建设好。

（3）保持积极向上的行为方式，人生不同阶段，只是不同征程的开始，人生每个阶段都有利有弊，进入更年期（绝经期），可以更大程度上成为自己想成为的人。

（4）保持良好的生活习惯，有助于保持良好的精神状态。

19

更年期（绝经期）遇到青春期如何相处

女性的生殖周期在不断地变化，一般认为，女性 35 岁后，卵巢功能有一个"折棍式"下降的过程，更年期（绝经期）可能会提前到来，但也没有如此恐怖，每个人的状况是不一样的。

部分家庭母亲步入 40 岁，孩子还在青春期。青春期的孩子好冲动，还没明白怎么回事呢，就一头扎进去了。而且对成人，特别是对父母的劝诫很反感，哪怕心理认同了，嘴上也要说个"不"，藏着掖着，不让父母知道自己的事，可是与同伴聊起天来可以滔滔不绝。使得父母的担心、焦虑、烦躁的情绪随之而来。如何与青春期的孩子保持和谐相处呢？

 建议：

（1）理解青春期的孩子，给孩子以宽松的氛围，不宜与孩子刻意对着干，他们的冲动，他们的轻率，他们的叛逆，是因为他们的大脑发育还不成熟，心智发育还不成熟，所以，不要责怪，不要强求，不要埋怨，要给他们时间，允许孩子慢慢成长，帮助孩子逐步成熟。

（2）给青春期的孩子独立的空间，这个阶段的孩子有点矛盾，一方面在生活上还依赖父母，在行为上还需要父母的督促管教；另一方面，随着心理发育，自我形成，他们的内心强烈渴望独立。所以，不要管得太死板，要给孩子一点独立的空间，让他们尝试能够处理事务，培养他们独立思考、判断和行动的能力，发展健全的人格。

（3）尊重和理解"小大人"，这阶段的孩子稚气未脱，却渴望像个"大人"那样地行事、做主。于是，孩子会开始发表自己的意见，会跟你争辩。

父母可以采取三步法：第一步学会聆听，静下心来听孩子讲，鼓励孩子讲，无论孩子的想法多么幼稚，不合理，不要武断打断，断然否定，而是要赞扬他的独立思考；第二步需要剥丝抽茧般地耐心帮孩子分析，共同讨论；第三步在不会有大的后果的情况下，鼓励他去探索，去求证。所谓吃一堑，长一智，该经历的需要让他经历，才能成长。

（4）多和孩子一起平等的沟通，了解孩子的真实想法，多贴近孩子，帮助孩子解决困惑。

20 如何正确应对更年期（绝经期）并与"老朋友"说再见

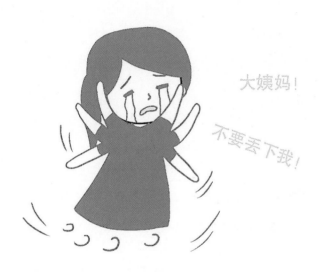

大姨妈！

不要丢下我！

　　陪伴女人几十年的"老朋友"，虽然每月带来不少的麻烦和尴尬，却是女性独有，是女人的象征，生命力延续的保障。如今她居然经常不守规则，开始乱起来，甚至绝尘而去！去就去吧，偏偏不争气的身体，没了这位"老朋友"，开始各种不舒服起来了。如何度过这些日子呢？

　　首先要明确，"老朋友"要去是留不住的，需要尊重大自然的客观规律，心有惆怅可以，恋恋不舍既往的年轻时光大可不必。想想每月的麻烦没有了，多轻松！更年期（绝经期）是老年期的前奏，在这个阶段筹划好未来的生活是重点，包括健康上的、经济上的、生活上的、时间上的……其次，更年期（绝经期）会有一些生理反应，可以采取相应的措施减轻症状带来的不适感。情绪容易波动，时不时会烦躁，伤感和抑郁，不仅自己烦恼，有时候还会影响到家庭关系和人际关系。不时地会出现突然无名火上来，遇事开始不耐烦，经常变得敏感多疑，经常郁郁寡欢。

建议：

随年龄增长，生活可能会有不方便，要穿着设计简单衣物，可以减轻潮热出汗带来的不适，也避免汗湿衣襟后的着凉；睡眠不佳，可以增加白天的活动量，尤其是户外活动，调整生物钟，避免晚间的兴奋活动。

自我调整情绪的前提是觉察，首先要注意到自己情绪的变化，意识到不良情绪的影响。此时先别忙着找原因，怪这怪那的。不妨先做几次深呼吸，一定要慢，然后问自己，"我怎么了？或许是进入更年期（绝经期）吧，自己的情绪容易波动"。进入更年期（绝经期）后的情绪容易波动是不由自主的，但是经常如此自我觉察和调整，可以减轻症状，避免不利影响。

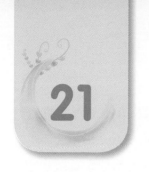

21

婚姻生活如何保鲜

左手握右手，早已没有了感觉。人到中年，婚姻保鲜，靠的早已不是性生活，而是彼此的那份关爱，那份在意，那份默契。相互理解和体谅是重要的。

建议：

（1）正确对待彼此的差异。夫妻之间的差异，既能成为彼此仰慕的爱的滋润，也可以引发遭遇战，持久战。有句美国谚语告诫说：夫妻之间想要改造对方，就是掉进了陷阱里。女性是改造不了对方的，除非对方为爱而主动改变自己。因此，不要总是以自己的方式，自己的习惯，自己的好恶去评判对方，去要求对方。很多夫妻争执，说到底往往不是什么大事。夫妻之间没有对错，婚姻生活中不要计较对错，要包容。要真是"三观"不同，那也没啥好争了。

（2）重视彼此的需求。在自尊、自强、自爱的同时，关注对方的需求。男性往往更看重社会地位、成就感、满足感，他们需要信任，赞美和鼓励。女性也可以表达自己的需求：被爱、被关心、被呵护、被丈夫理解，进而满足你的需求。被尊重，是男女共同的需求，因此，尊重男性十分重要，尤其是在社交场合，在外人面前，男性"面子"感更强。

（3）不带评判地倾听和沟通。因为沟通不良造成夫妻关系如寒冰的大有人在，也是心理咨询室里的常见问题。从小喜欢分辨好人坏人，长大了喜欢评判是非曲直，可是绝大多数事情没有对错，只有不同，夫妻之间更是如此。要心平气和地沟通，让对方知道自己的想法和理由，同时理解对方，不要自以为是一厢情愿，这个方法不仅适用于夫妻相处之道，也是人际交往的普遍法则，适用于所有年龄段，所有性别，所有家庭成员。良好沟通的前提是好好听，好好说。认真地倾听对方的表达，而不是急于表达自己的观点，这个说说容易，真正做到是有难度的，但是，很有用！

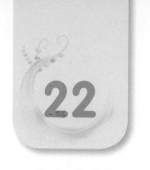

22 子宫和卵巢切除手术后如何调整心理

　　子宫和卵巢属于女性独有的生殖器官，因为各种疾病而施行了切除手术后，很多女性感觉自己不像个女人了，甚至有人说，手术后夫妻的性生活也不正常了，因为丈夫在同房时感觉"空的"，变得索然无味。真是这样吗？

　　从生理功能和解剖结构上讲，是绝对不会的。那是人们自己赋予子宫的意义和想象。子宫摘除后，除了没有月经，不能生育，对性征和性生活没有影响，仍然是"货真价实"的女人。虽然切除卵巢会影响到性激素，该补充时医生自会评估后处理，但是性生活与女人味丝毫不受影响。男女双方可大方地享受性爱。作为丈夫更应该体贴关怀。然而，子宫对于女性，有很强的象征意义，性别的象征，功能的象征，身份的象征……对部分身心和体质较敏感、脆弱的女性而言，子宫切除带来的强烈失落与痛苦，是一般人难以想象的。尤其是在农村、偏远山区这些比较传统的地区，女性的自尊与地位取决于他们完成"生儿育女"任务的情况。即使时代变迁，昔日的旧观念仍然影响着人们的认知和行为。

　　子宫切除术已经有几十年的历史了，现如今手术的方式虽然有更先进、创伤更小，运用此类技术的治疗方式可以来保全女性朋友宝贝的子宫和卵巢，但是由于子宫异常出血、子宫肌瘤、卵巢囊肿、妇科其他肿瘤等疾病而必须向子宫道别的女性不在少数。尤其是更年期（绝经期）和老年期，子宫已经失去了孕育胎儿的功能，卵巢功能也日渐萎缩，因此在患病状态下需要切除时，倾向于积极治疗而非保守治疗方法。调查显示，子宫切除后女性罹患抑郁症的风险增高，但多半在手术前就有抑郁症状，而并非手术所致。如果对手术有顾虑，家人有看法，环境有压力，手术后很容易留下心理问题，或者抑郁。也有研究指出，因为手术治疗后，身体不适症状解除，情绪的不良感觉而大幅度提升，需要去适应。

建议：

　　可以在精神科医师或心理咨询师的帮助下，举办一个"哀悼子宫"的仪式，向子宫告别。如同我们在生活中失去亲人、宠物或物件一样，可以表达哀伤、愤怒、忧愁等情绪，最终真正接受失去子宫的事实，接受这个重大的失落感，向子宫真正说再见。轻松地拥抱不再有恼人的有月经的人生，挥洒更多女性的风情。

23 独居者如何照顾好自己的心理

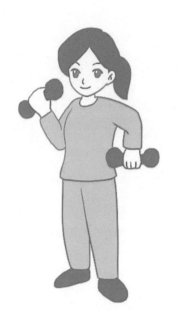

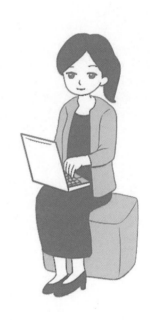

　　退休、患病、丧偶是老年人普遍面临的3个"心理坎"。继空巢之后的独居，对心理的打击无疑是巨大的。即便女性是未婚独居，长期以来已经习惯了一个人的生活，但到了更年期（绝经期）和老年期，不确定感和不安全感油然而生。研究显示，不在婚姻关系中的更年期（绝经期）和老年期女性，抑郁发生率明显更高，其中，丧偶者罹患抑郁症的风险最高。随着年龄的增长，社区独居老人的心理健康状况更差。自理能力差、自我健康评价不好是影响老年人心理健康的独立危险因素。女性因为受教育程度提高，工作经验丰富，预期寿命又比男性长，因而更可能遭受独居的困扰。

建议：

（1）提前规划老年生活，有备无患。这个规划应包括但不限于：财务、住所、人际交往圈。

（2）培养兴趣爱好，可静可动，传统的、新潮的、动手的、动脑的都可以。

（3）终身学习。这个世界不进则退，不断学习，不断接触新事务、新方法，跟上社会前进的步伐。

（4）发挥价值，在单位和家庭中尝试新的岗位、新的角色。

第三篇

性保健

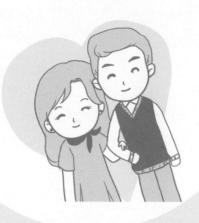

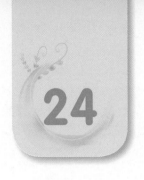

什么是性

性是人类的本能之一，有两性存在就有性，也是人类生存和繁衍的基础。人类的性是性别认同、性行为及人与人之间性关系的总和。从生物学角度，性是一种自然现象及生理现象。从社会学角度，人类的性不仅是生命实体的存在状态，而且同时也被赋予精神和文化内涵，从心理学层面讲，性由一系列以性乐趣、关爱和其他需求为目的的行为和关系组成，所以性也是生命健康和幸福的基本要素之一。

古人云"食之性也"，性就像吃饭一样，平淡无奇，并不神秘。性的需要是随着年龄的变化而变化的，性是随着社会发展而发展的，性与爱是不能分离的，性是要遵守社会规范的，也应当是具有高尚的情操的行为。性生活是个体的性冲动在其生活上的表现，主要指性行为，性行为决定性别认同和性取向，并受生理、遗传和社会因素的影响。理想的性生活是双方自愿的、和谐的和愉快的，是充分的生理释放和心理宣泄，并有愉悦的精神享受。要有正确的性心理认识，性心理和性行为要符合相应的年龄特征，要有性适应能力，具有正常的性欲望。性行为一定要符合时代社会道德规范。

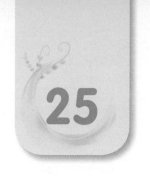

25

什么是性欲

性欲的发生与两性的生理基础有关，属于一个极复杂、多层次、多含义的人类本能。在一定生理、心理基础上由性刺激激发，有释放性张力的欲望。这种欲望是个体渴望与另一个个体发生性关系或肉体的接触。需要性活动的欲望，是人类在进入青春期之后存在的生理、心理现象。科学家们认为，性欲是一种本能欲望，是性生活的驱动力，而性生活时性张力释放的载体，对于繁殖下一代有利。

性刺激可以是来自触觉、视觉、听觉、嗅觉及味觉等非条件的感官刺激，也可以是建立在性幻想、性意识、性知识、性经验等复杂思维活动基础上的条件刺激。来自性欲的理想性生活是双方自愿的、和谐的和愉快的，是充分的生理释放和心理宣泄，并有愉悦的精神享受。

性欲可分为接触欲和胀满释放欲，女性表现主要为要求抚摸和阴道容纳的欲望。人类的性欲和性行为是多因素综合作用的结果。性需求从青春期开始伴随而来，性欲在青春期前不明显，进入青春期后逐渐增强并成熟，性成熟后的性欲称为成熟性欲。成熟性欲使得性行为具有生殖意义。在绝经后性欲逐渐减弱，但能保持终身。性欲要适度，缺乏或过强都不利于健康。

26 人类性行为的功能是什么

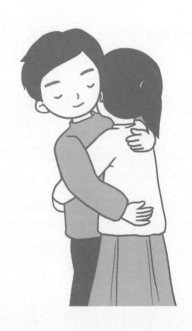

　　性行为是指为满足性欲和获得性快感而出现的动作和活动，可分为广义和狭义两种，狭义性行为专指性交，广义的性行为包括接吻、拥抱、爱抚、手淫、口交、肛交，及自慰等各种性刺激形成的行为，以及更广泛意义上的各种准备性、象征性、与性有联系的行为，如阅读成人书刊、观看成人电影等。

人类性行为的功能有繁衍后代、获得愉悦和维系健康，最重要的特征是受社会习俗、道德规范和法律的约束。科学意义上可见，人类的性行为除了性交活动外，还应包括性身份的塑造、性角色的进入、性意识的发展、性的社会化等，这些方面注入了诸多心理学的元素。人类的性活动绝不仅仅是生物的本能反应，其实还包含着丰富的心理活动，并受到社会的制约。

世界卫生组织对性心理健康有所定义，即通过丰富和完善人格、人际交往和爱情方式，达到性行为在肉体、情感、理智和社会诸多方面的圆满和协调。性心理健康是人类健康不容忽视的重要组成部分，越来越受到人们的重视。

性行为的连续过程称为性生活。以有目的性行为为例，包括双方性信号传递、性交前爱抚、性交及性交后爱抚等过程。

人类性行为的功能主要是满足人的生殖需要，是生儿育女的手段；在维系夫妻关系上起纽带作用；它能满足人的心理需要，维持心理平衡和心理健康，也可以满足身体的愉悦，良好的性生活有益于维系夫妻感情和身心健康。

27

什么是性卫生

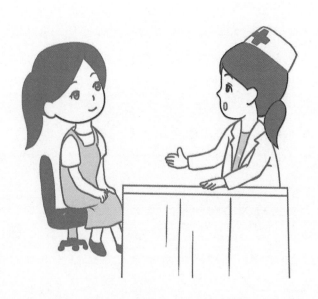

　　性是人类生活组成部分之一，对于维系家庭，繁衍子孙起到一定的作用。性卫生包括了性生理卫生和性心理卫生两个方面，希望通过性卫生保健达到生活质量的提高和实现性健康的目的。扩展看来性卫生和性健康是生殖健康的组成部分，也是世界卫生组织认定的内容。健康的性生活，防止性传播疾病在进入更年期（绝经期）后依然重要。

　　性卫生涉及内容较多，性知识在进入更年期（绝经期）的女性已经基本具备，随着体内生殖器官局部支持力和激素水平的降低，性器官局部的弹性、伸展度有别于青春期时，分泌物的量不足，润滑作用不够，应当适应变化，注意性器官的卫生，防止性传播疾病的发生。

建议：

　　更年期（绝经期）女性在日常生活中要注意外阴部的清洁，应当提醒注意的是阴道内有正常的有益菌群分布，除非经医生检查有炎症，否则不应做内部清洗和使用任何药物；内衣、内裤经常清洗，最好穿棉质内裤，要有专用的毛巾、浴巾和盆子，被褥也尽量勤洗、勤换。房事前双方要解空小便，清洗颜面、双手和外阴。为减少尿急、尿痛，女方房事后应当排尿，尿液可冲洗尿道口，防止肾盂肾炎、膀胱炎症、下尿道炎症的发生，还可引发生殖道的炎症，如阴道炎、子宫内膜炎、盆腔炎等。

28

如何做好性心理卫生

性卫生是指性生理卫生和性心理卫生，健康的性心理是健康性生活的基础和前提。

要求双方首先认清性生活是人类心理和生理的正常需求和表现，也是家庭生活不可缺少的组成部分。女性可以在性生活中扮演主动角色，共享其乐。但要充分认识男女双方性反应的差异。女性性唤起常滞后于男性，也可出现于性兴奋之后；可以不以性高潮为最终目的，但性高潮体验比男性强烈，并可连续出现，性消退期比较缓慢，多数没有性不应期；性敏感区分布广泛；视觉不及男性，但对触觉敏感；主观和客观性反应不一致等。

充分了解性反应的特点，有助于提高女性性反应。性生活是人类生理的需要，是人体性功能的正常表现。性欲从儿童期起贯穿于青年、中年、老年的整个生命过程。性生活是家庭生活的重要组成部分。夫妻双方不应以对方有性的要求而厌烦、反感和恐惧，亦不要以自身的欲望而内疚和羞愧。女性性反应变化多端，很不规律，要消除在性生活中的被动态度和自卑感。个体之间不同时期、不同条件下性反应模式变化不一。

人类最基本和共同的需要，就是繁衍后代的两性关系。"性"是万物之源，也是社会制度、人际关系、文化风俗的基础。在中国传统文化中，对待"性"的主要偏见在于宣扬性恶论的观点；君主的性放纵，一夫多妻制的性专制观点；男贵女贱、取阴补阳的观点；太监的出现和女性以禁欲主义为基础的贞操观。由于几千年的遗风影响，国人存在的主要性心理卫生问题是对性认识的偏差、性罪恶、性无知、性污秽观；畸形的贞操观；性关系上不平等。

建议：

（1）科学认识更年期（绝经期），保持家庭和睦。

（2）主动进行医学检查及咨询，维系正常的性生活。

（3）积极控制不良情绪，相互关心体贴。

（4）坚持运动，有规律的生活。

（5）克服心理障碍，努力得到社会和家庭的理解。

29 影响性欲及性行为的因素是什么

人类的性欲和性行为是多因素综合作用的结果。

生理因素：性欲和性行为是一种本能，个体的性遗传特征、生殖器解剖结构以及神经内分泌的生理调节，是性欲和性行为的生物学基础。

心理因素：属于人类性行为独有的影响因素，直接决定性行为的动力和方式。确认自身在出生时被社会指定的性别，称性别认同。心理因素也可通过影响性别认同来确定性取向，间接决定性行为。绝大多数人认同被社会指定的性别，但有0.2%～0.6%的人并不认同，表现出与指定性别不一致的行为举止，称为跨性别。跨性别不包括由于生殖器畸形而导致的出生时的性别误判。

性取向指对特定性别性伙伴的永久吸引。绝大多数人的性取向为异性，但约有5%男性和2%女性的性取向为同性，称为同性恋，也有少数人的性取向为双性。

跨性别和同性恋并无关联，跨性别者多为异性恋，但也有同性恋。跨性别者和同性恋者虽为少数，但并无人格障碍，需要被社会接受。

　　遗传因素：双胎的遗传学研究发现，个体长期的性功能水平及性功能障碍的易感性主要受遗传因素的影响，而性功能的短期改变主要受环境因素影响。

　　社会因素：人的社会属性决定人类性行为是特殊的社会行为，两性关系是一切人际关系的前提和起源。社会道德以风俗、宗教、伦理、规章及法律，来修饰和制约个人性行为的内容和方式，使人类性行为接受社会的制约。但随着科学发展和人类对自身行为认识的深入，社会对人类的性行为多样性的认可度也在不断改变。

建议：

　　学习和了解性欲和影响性行为的相关知识，正确看待性问题，其实性与日常生活中的琐事一样，是我们生活中不可或缺的一部分，更年期（绝经期）维持部分性生活，夫妻之间应当相互体贴，克服心理因素的影响，避免轻信一些错误的信息，理解性问题与生理、心理、遗传和社会等因素的关联，可以有正常的性生活，遇到问题可以及时寻求专业的指导和帮助。

什么是性功能障碍

女性性反应周期一个或几个环节发生障碍或出现性交有关的疼痛的诊断标准不统一，可用于评判的标准不及男性多。女性性功能障碍的发生率报道差异较大。国外相对开放，国内趋于保守。

国外报道女性性功能障碍的总发生率约 40%，更年期（绝经期）和绝经后女性性功能障碍发生率可超过 50%，但造成心理痛苦者仅为 10%。国内资料较少，一项对 540 名 23～55 岁健康女性调查发现，性生活不满意占 55.5%，性高潮困难占 39.7%，性交频率每月少于 2 次占 31.75%。

各类性功能障碍分类和特征为：

性兴趣或性唤起障碍：性兴趣或性唤起缺乏或显著低下，出现下列各项中至少 3 条可以诊断：① 在性活动中，兴趣缺乏或低下；② 性或性欲想法或幻想缺乏或低下；③ 主动发起性活动缺乏或减少，也不接受性伙伴的启动；④ 在性活动中，几乎总是（或在）75%～100% 性接触中，性兴奋或性愉悦缺乏或低下；⑤ 在任何内置或外部的性或性暗示（文字、语言或视频）的刺激时，性兴趣或性唤起缺乏或低下；⑥ 在性活动中，几乎总是或在 75%～100% 的性接触中，生殖道或非生殖道感觉缺乏或低下。

性高潮障碍：在性活动中，总是或几乎总是（75%～100% 的场合）出现下列任何一条：① 性高潮明显延迟、很少发生或缺失；② 性高潮的感觉强度明显降低。

生殖道盆腔痛或插入障碍：持续或反复发生下列中的一条或更多：① 在性交过程阴道插入困难；② 在性交中或试图插入时，有明显的外阴阴道痛或盆腔痛；③ 对预期发生的阴道插入、插入过程，或由于插入引起的外阴阴道痛或盆腔痛，有明显的恐慌或焦虑；④ 在试图阴道插入时盆底肌明显紧张或收缩。

建议：

出现上述症状时，应当克服心理障碍，寻求医务人员的帮助。应当树立良好正确的性生活健康的理念，正确对待与异性的接触，尤其是特殊阶段的女性，在特定的环境下应当注意保护好自己，以免带来后患和终身遗憾。

31 更年期（绝经期）及老年期还需要性生活吗

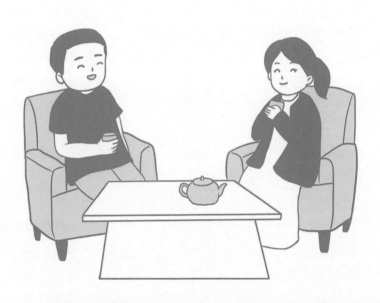

　　更年期（绝经期）及老年期的性生活是需要的，随着雌激素水平降低，在更年期（绝经期）及绝经后性欲会逐渐减弱，但性功能是可以保持终身的。早在两千多年前，孔子就在《礼记》中指出"饮食男女，人之大欲存焉"。意思是说，性生活和饮食一样，都是人类生存最基础、不可或缺的事。但受传统观念的影响，不少上了年纪的人却认为，一旦进入老年期，性欲和性行为就该停止了，要清心寡欲，甚至完全停止性活动，才符合老人规范。受这种陈旧观念的影响，使许多老年夫妻，对性生活羞于齿，压抑自己的欲望。

研究表明，在 70 岁的人群中，50% 的男性和 40% 的女性有性生活需求。在江西省一项关于城市离退休老年人性功能的调查中发现，在 65～70 岁的老年男性中，没有性要求者只占 12%，高达 88% 的老年男性在生理上仍然具备着较强的性欲望。现代医学研究也证明绝大部分健康的老年人性生活可以持续到 70 岁以上，部分人可以持续到 80 岁以上，个别的到 90 岁仍有性要求。进入更年期（绝经期）女性也会有一定的需求，只是目前调查研究较少。

 建议：

　　性生活不是年轻人的"专利"，老年性生活并不是不能启齿的行为，老年人仍然有性欲和性反应的能力，是正常的生理过程。因此，年纪大了并不意味着要清心寡欲，规律的性生活有利于减缓衰老、延长寿命。夫妻双方应共同营造和谐的性生活。

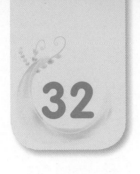

32 更年期（绝经期）性生活的好处是什么

　　良好的性生活习惯和性行为方式，可以达到延年益寿的目的。性生活过程中男女双方身体和精神得到全面兴奋，身体同时会分泌相关激素，这能锻炼心脏、美容美颜、促进睡眠。和谐的性生活可增进夫妻感情，同时能舒缓紧张情绪，提高免疫力。国外研究资料表明，与更年期（绝经期）没有性生活的人相比，性生活积极的老人记忆力更强。

 建议：

　　进入更年期（绝经期）后性生活时间不宜过长，强度不宜过大，性爱时注重情感需求，切忌一味追求感官刺激，不要追求次数、强度及频率，适度增加亲吻、拥抱和爱抚等行为，同样可以达到使双方身心愉悦的目的。性生活时应以愉悦快乐，身体可以支撑和完成，不宜透支和过于劳累让身体难以享欲，带来对健康的影响。

33

更年期（绝经期）及老年期性和年轻时的性有什么区别

请给更年期里的女人多一点耐心和爱！

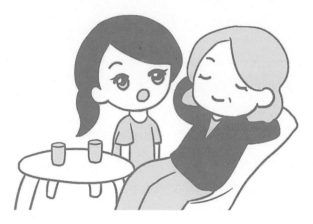

对于健康女性来说，衰老并不意味着性欲的减退和获得性高潮能力的丧失，但是随着雌激素的下降，与年轻时相比影响性功能的因素有很多，并有以下特点：

性交疼痛：进入更年期（绝经期）后，随着卵巢功能的减退，雌激素水平下降，阴道上皮萎缩，阴道分泌物减少，小阴唇及阴道口萎缩，易感染，性交痛极为多见。

性功能减退：阴道干涩、弹性差、第二性征退化，性高潮反应下降。

性唤起障碍： 分泌物减少、阴道润滑不充分。

各种疾病： 盆底损伤疾病、子宫内膜异位症、慢性盆腔痛等疾病长期存在，使女性产生回避性生活的意愿。逐渐出现失眠、抑郁、潮热等症状，也对性欲产生影响。

 建议：

更年期（绝经期）女性，心脑血管疾病发病率增高，若有心脏病、血压不稳定时以及有其他疾病急性期发生时，应当先治疗疾病，疾病痊愈后，性生活前需咨询医生。

日常一定要注意性生活卫生，同房前后用温水清洗外阴，平时要避免不洁的性生活，多关注身体的变化。如怀疑自身或性伴侣有生殖器官异常时，应及时到医院就诊，确需性生活时，为避免性传播疾病应戴避孕套。

34

为什么更年期（绝经期）和老年期常常出现性交疼痛

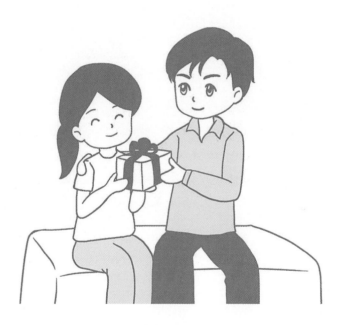

　　更年期（绝经期）及老年期卵巢功能衰退，雌激素水平明显低落，使阴道渗出液及前庭大腺液分泌明显减少，阴道壁萎缩，黏膜变薄，弹性变差，性欲逐渐减弱，性交时阴道分泌物较少，出现干涩，甚至性交困难。体内雌激素水平显著降低，性生活过程中摩擦阻力过大，润滑作用降低，常常出现性

交时阴道口痛，结束后会出现阴道水肿、充血，甚至出现白带带血的表现，故而有性交痛。

建议：

有盆腔炎症及阴道炎症患者也会导致性交后疼痛，需要及时医院救治。

夫妻双方需要加强体贴，多做性生活前的前驱准备，多做爱抚和身体接触，性生活时不宜使用暴力，身心完全放松可以达到预期的良好体验。

对于性知识缺乏者，应当不断学习，医疗单位也应开设相关的课程，使夫妻双方打消性交时精神紧张情绪，克服心理恐惧或者压力，及时进行心理疏导，也会减少性交痛的发生，关心体贴性伴侣是重要的。

35

更年期（绝经期）和老年期性生活时阴道干涩怎么办

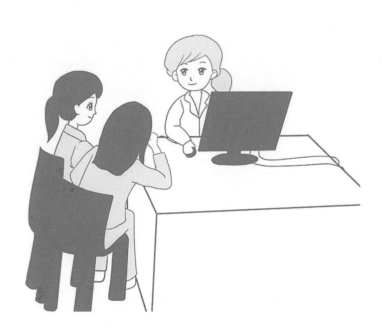

　　首先，性生活前的性诱导（又称房事前爱抚或房事前嬉戏）非常必要。只有女方出现性兴奋后，生殖器官血管充血扩张，阴道内的前庭大腺分泌出黏液才能使阴道保持润滑，保证性交过程圆满完成。随着年龄的增长女性生理功能衰退，尤其需要有充分的性诱导。如果这个前期的工作没有做好，就难免会出现因阴道干涩而妨碍性交的问题了。

其二，营造性生活的良好氛围也十分重要。任何负性心理因素均可引起阴道干涩、性交不适甚至疼痛。所以，夫妇间有不愉快等不良情绪时，就暂不要进行房事。在房事过程中，双方均应全身心地投入，切忌一面性交一面谈论与性生活无关的内容；彼此应交流性感受、提出性要求，或者暗示对方自己期望得到的性刺激，以进一步激发性兴奋。

其三，针对中老年女性阴道干涩的情况，可在医生指导下采用激素补充治疗，或在阴道内注入适量避孕胶冻或无菌液状石蜡以滑润阴道，有助于阴道的湿润和房事的和美。

建议：

良好的家庭关系，相互爱慕的心态，克服紧张情绪，附以润滑剂有益于减轻性交痛。

进入更年期（绝经期）的女性更需要关心体贴。

36

更年期（绝经期）
性功能障碍的因素
有哪些

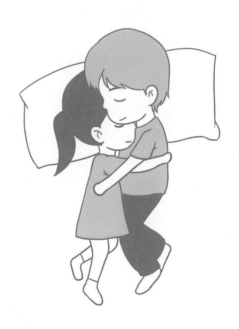

　　影响更年期（绝经期）性功能障碍的因素有很多，主要有：

　　社会心理因素：羞怯、忧郁、焦虑、恐惧、紧张、憎恨、悲痛等情感因素，均可抑制女性性欲和性唤起，引起这些心理反应的社会或个人原因包括宗教或传统保守文化，既往痛苦或创伤性性经历，夫妻关系不和，过度压力、担心妊娠或性传播疾病等。

年龄和更年期（绝经期）因素：随着女性年龄增加，尤其在绝经后出现的生殖道萎缩、盆腔血流量减少、盆底肌肉张力降低及阴道干涩等，均可影响女性生殖道的性反应。也有流行病学资料显示绝经对性生活及其满意度并无明显影响，可能与调查人群的人种及社会文化背景等因素有关。

疾病因素：妇科和泌尿系统疾病如子宫内膜异位症、外阴阴道炎、张力性尿失禁等。

手术因素：最常见的是双侧卵巢切除导致卵巢缺失，激素水平下降。外阴根治术直接破坏外生殖器解剖，对性功能影响极大。子宫和阴道手术也可因改变阴道解剖结构和盆腔血流及破坏盆腔神经等原因影响性功能。乳腺癌根治术可因性敏感区和体型破坏或因心理因素影响性功能。

放疗因素：因肿瘤实施放疗，能引起卵巢功能损伤和阴道粘连或顺应性改变，影响性功能。

药物性因素：任何能改变人精神状态、神经传导、生殖系统血流和血管舒缩功能及激素水平的药物（包括酒精），均可能影响女性性功能，发生率 20% 左右。

神经性因素：许多中枢或外周神经系统的疾病和损伤，均可引起女性性功能障碍。

血管性因素：高血压、糖尿病、动脉粥样硬化、心脏病等疾病，能影响盆腔脏器血液供应，导致性刺激时进入阴道和阴蒂的血流减少，称为阴道充血和阴蒂勃起供血不足综合征。

性知识和性技巧缺乏：不了解女性性反应特点，缺乏适当性刺激和交流技巧，选择不适宜时间和地点等。

建议：

夫妻双方，尤其是女性，可以学习和了解更年期（绝经期）及绝经期卵巢功能减退的生理过程，此阶段性欲有所下降，阴道壁萎缩，性刺激敏感度下降，分泌物减少，性交时会出现疼痛感，男性应当更加体贴女性的生理状况，从爱护心爱的人出发，性生活时动作不宜过大，时间不宜过长，以保持双方的性快乐。性生活前，女方可以适当在外阴处涂一些润滑液或油。

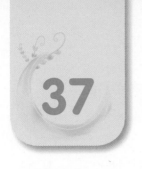

37 更年期（绝经期）性
功能障碍如何治疗

性功能障碍指女性反应周期一个或几个环节发生障碍，或出现与性交有关的疼痛。在相关致病因素中，心理社会因素起重要作用。

初步的治疗建议如下：

首先，了解患者的文化、性取向、手术史、外伤史、化放疗史、用药史、宗教、社会习俗等背景，婚姻满意度及对性伴侣的情感关系等，常规检查排除有无生殖道器质性病变，还需注意所存在的症状是否已导致本人的心理痛苦和影响与性伙伴之间的和谐关系。

其次，治疗应当在就医后，必须充分考虑患者性反应的复杂性和主观感受，而不是单纯依据客观的生理指标。

心理治疗：在全面掌握病情特点和明确性功能障碍类型的基础上综合分析，准确判断患者性心理障碍的类型和程度，结合其个性特征、文化、宗教背景等，制订有针对性的治疗方案。鼓励性伙伴同时接受心理治疗。

一般治疗：包括提供有关性的基本知识和技巧，鼓励阅读介绍性知识的专业书籍，纠正由于社会误导而形成的对性的曲解；

性生活时双方相互沟通，商量改变性交姿势、性生活时间及地点；尝试性幻想、使用背景音乐、视频；推荐使用润滑剂等。

行为疗法：依据调节反射学说和社会学理论，纠正不正确行为。常用方法：性感集中训练、自我刺激训练、盆底肌肉训练、脱敏疗法。

药物治疗：外阴药物治疗，通过松弛血管平滑肌和促进血流流动，使生殖器充血和阴道润滑，但外用药对女性的作用不及男性；中枢作用的药，如黑质受体激动剂、多巴胺受体激动剂等；雄激素可明显改善女性患者的性欲和性生活满意度，但长期应用有男性化、心血管疾病等潜在副作用。雌激素和雌激素受体调节剂可改善阴道干燥。性激素可全身用药，也可局部用药。

原发病治疗：许多女性性功能障碍由各种器质性疾病引起，积极治疗原发病有助于消除性功能障碍。

 建议：

　　使用药物应在医生指导之下，随年龄增加，活动减少，部分女性喝水的习惯没有养成，血液流速减慢，女性激素降低，代谢功能影响，血液的黏稠度增加，容易发生血栓，应当注意。

　　女性性功能障碍的治疗，主要是从思想上认识更年期（绝经期）可以有性生活，和谐的性生活可以提升愉悦感，有益健康。

38 更年期性生活和谐可以再要小孩吗

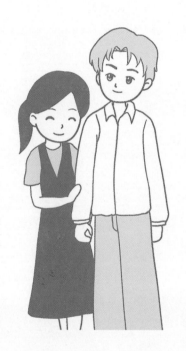

　　中年丧子，尤其如果还是唯一的孩子，其悲痛之甚，自不待言。在人类辅助生育技术发达的今天，有的夫妇此阶段性生活和谐，就会萌生了再要一个孩子的念头。从心理健康角度尝试分析利弊，供父母决策时参考（表1）。

表 1　更年期生育利弊

	利	弊
再生	补偿失子之痛，弥补无后之憾 感情的寄托，陪伴孩子成长的幸福 有人养老？不一定，可能养老还是靠自己	已经过了生育年龄，即便有了先进技术，再怀孕的希望渺茫。辅助生育的费用高，付出的精力多，代价大。孩子尚未成年，自己已步入老年，精力不济，这种情况下得来不易的珍贵儿，不由自主地容易溺爱，生怕再出意外。孩子承载着过于厚重的爱和过度的保护，容易产生情绪和人格问题
不再生	可以全身心投入自己的生活中，可以有更多的精力和财力做自己想做的事。不必为孩子的养育和成长殚精竭虑	更容易沉溺在失子之痛中难以自拔，每每触景生情，悲从中来。膝下空虚，满满的父爱母爱无从安放，无人养老送终

 建议：

　　经过这样的梳理，是不是可以帮助您做决定？考虑越周全越好，一一列出来，可以避免"剪不断，理还乱"，减少纠结。面对选择难题，这种列出利弊的方法都可以适用。没有完美的选择，只有不后悔的选择。

　　如果还希望要孩子，也需要尽快找医生进行咨询和准备，前提是处于更年期（绝经期）的您，需要规划好一切。

39

更年期（绝经期）及老年期性健康教育有哪些

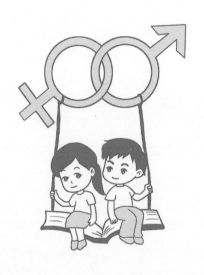

性健康教育指通过有计划、有组织、有目标的系统教育活动，进行关于性知识和性道德教育，使受教育者具有科学的性知识、正确的性观念、高尚的性道德和健康的性行为。

更年期（绝经期）女性性健康教育的重点是帮助她们了解此阶段生理特点。指导适合更年期（绝经期）生理特点的性生活习惯和性行为方式，以达到延年益寿的目的。规律、和谐的性生活对更年期（绝经期）女性是有一定益处的。

建议：

注意生殖器清洁卫生，房事前后用温水清洗外阴。

避免不洁的性生活关系，若性伴侣曾有冶游史（指不洁性生活史），为避免性接触疾病的传播，可建议戴避孕套。

要按时体检，每年的筛查还是应当做的。若有疾病时需在医生指导下性生活，如感染高危HPV病毒，性生活时一定要戴避孕套，避免持续HPV感染增加宫颈癌风险，也有人认为病毒颗粒小，使用安全套不能屏蔽HPV感染，但缺乏大样本的流调依据。

应注意的是子宫全切术后应当3个月后方可性生活。

全阴道切除或乳腺癌全乳切除术后，由于阴道及乳腺解剖结构发生改变，性生活质量有所下降，性生活时可以适当使用润滑剂。

第四篇

症状应对

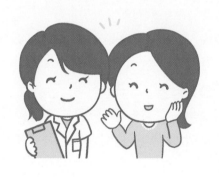

40 进入更年期（绝经期）会出现哪些常见症状

更年期（绝经期）由于卵巢功能减退，雌、孕激素水平下降，往往会出现以下症状：

月经改变： 月经不规律是更年期（绝经期）最早出现的症状，可以表现为月经周期延长，经量减少，最后绝经；也可以表现为月经周期不规则，经期延长，经量增多，甚至大出血或出血淋漓不净，最后逐渐减少而停止来月经；还有少数人表现为突然月经停止。

血管舒缩症状： 主要表现为潮热、多汗，是血管舒缩功能不稳定的表现。潮热多数起自前胸，向上涌至头颈，然后波及全身，就像潮水一样，一阵一阵，严重者一天可以数次至数10次。夜间更容易出现，导致惊醒，甚至需要更换床单。

精神神经症状： 更年期（绝经期）女性往往出现失眠、烦躁焦虑、易激惹、紧张、情绪低落、应对能力减退、记忆力减退、注意力不集中、自信心不足、易伤心流泪等情绪症状。

泌尿生殖道症状： 主要表现为外阴、阴道干涩、烧灼、刺激、瘙痒、性交后出血或裂伤、阴道分泌物异常等；尿频、尿急、排尿困难、反复的下尿路感染以及合并尿失禁等；性欲下降、性交痛、性交困难等。上述症状会严重影响更年期（绝经期）女性的性生活和性生活满意度。心血管疾病风险明显增加：女性更年期（绝经期）前心血管疾病风险显著低于男性，而绝经后糖尿病、高血压、冠心病的发生率随绝经时间的延长快速上升，常常出现血压波动、血压升高、心悸等症状。

骨质疏松： 雌激素可以促进钙的沉积和骨的生成，有利于保持骨量。更年期（绝经期）及绝经后雌激素降低，导致骨吸收增加，特别是绝经第 1 年内丢失最快，出现骨量减少继而骨质疏松，常表现为腰背、四肢疼痛，严重者可出现压缩性骨折，出现驼背或发生脆性骨折。

建议：

更年期（绝经期）出现各种各样的症状困扰女性，影响女性的生活质量，出现上述症状应该及时就医，寻求医生的帮助。同时多了解一些更年期（绝经期）方面的健康知识，主动进行全面的健康管理，调理生活，改变不良习惯，可以达到预防疾病，提高生活质量的目的。

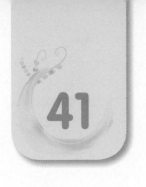

41 如何评判更年期（绝经期）综合征的严重程度

目前在更年期（绝经期）症状严重程度的评估上，多采用的评分法，最常见的为更年期（绝经期）Kupperman 症状评分（表 2）。

表 2　更年期（绝经期）Kupperman 症状评分

症 状	基本分	程 度 评 分			
		0	1	2	3
潮热出汗	4	无	<3 次／天	3~9 次／天	≥10 次／天
感觉异常	2	无	有时	经常有刺痛、麻木、耳鸣等	经常而且严重
失眠	2	无	有时	经常	经常且严重，需服药
焦躁	2	无	有时	经常	经常不能自控
忧郁	1	无	有时	经常、能自控	失去生活信心
头晕	1	无	有时	经常、不影响生活	影响生活与工作
疲倦乏力	1	无	有时	经常	日常生活受限
肌肉痛	1	无	有时	经常、不影响功能	功能障碍

（续表）

症　状	基本分	程　度　评　分			
		0	1	2	3
关节痛	1	无	有时	经常、不影响功能	功能障碍
头痛	1	无	有时	经常、能忍受	需服药
心悸	1	无	有时	经常、不影响工作	需治疗
皮肤蚁走感	1	无	有时	经常、能忍受	需治疗

Kupperman 评分诞生于 20 世纪 50 年代，在美国和欧洲广泛应用于研究工作。现在中西医临床工作者也都常常把该评分应用于妇科、内分泌科和神经内科门诊，以判断其更年期（绝经期）症候的严重程度，进而确定干预策略。

Kupperman 评分包括潮热出汗、感觉异常、失眠等。根据各项内容与更年期（绝经期）症状相关性的重要程度方面考虑确定"基本分"，即：出现头痛、眩晕、疲乏、心悸、抑郁、关节痛、皮肤蚁走感各记 1 分；失眠、易激动、性交痛、感觉异常、泌尿系症状各记 2 分；潮热出汗记 4 分。接下来，再根据各个单项症候的严重程度分级，评分为 0～3 分。然后，将"基本分"和"程度评分"相乘即为该单项得分。最后，将各症状单项得分累加，得出 Kupperman 指数（Kupperman Index, MI）。

用公式表述为：症状评分＝基本分 × 程度评分。

判定标准：总分大于 30 分，为重度；16～30 分，为中度；6～15分，为轻度；小于 6 分，为正常。

我国也有学者在推崇和改良适合国情的简略评分，但还没有统一用于评定中。

建议：

处于更年期（绝经期）的女性出现心情急躁，潮热、失眠、焦虑等不适症状，十分影响工作和家庭和谐，不能自身耐受和调节，说明已经需要寻求帮助和治疗。此时是否面临需要干预？如何干预？其严重程度是用药还是仅需要调整生活方式等问题，应当及时到更年期（绝经期）专病或妇科专科门诊，在专业医生的综合评估下，给出严重程度的判定，才能得到适合的、个体化的干预策略，切勿听信一些网络传言，自行诊治，随意用药，进而耽误最佳的诊治时机。

42

更年期（绝经期）出现月经紊乱需要检查治疗吗

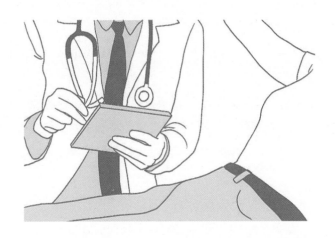

月经不规律是更年期最早出现的症状，也是女性进入绝经期的标志。如果 40 岁以上女性出现月经周期长度改变，10 次月经周期中有 2 次或以上发生临近月经周期改变 ≥ 7 天，就是女性进入了更年期（绝经期）。

由于卵巢功能衰退、排卵障碍可导致各种各样的月经紊乱，比如月经周期长短不一，月经量时多时少，经期持续时间或长或短，月经周期完全没有规律性等。这些症状取决于卵巢功能状态的波动变化，直至卵巢功能衰竭，最后绝经，属于正常生理现象。

对于刚进入更年期（绝经期），没有器质性疾病者，如果出血量不多不必过度紧张，也并不意味着马上就会绝经。但是子宫内膜增生甚至子宫内膜病变；还有一些子宫器质性疾病，如子宫内膜息肉、子宫黏膜下肌瘤、子宫肌腺症甚至子宫内膜癌等，也可以表现为"月经紊乱"。所以，在这个阶段如果出现反复发作的月经紊乱，特别是出血时间长，出血量多者，需要及早就诊和治疗。如果诊断排卵障碍性异常子宫出血，需要药物治疗，而且随着年龄增加，卵巢功能衰退需要长期药物管理直至绝经。

还有一些月经紊乱是子宫器质性疾病引起的，如子宫内膜息肉、子宫黏膜下肌瘤、子宫肌腺症甚至子宫内膜癌等，也需要及时去医院检查明确诊断，决定是否需要手术治疗。

建议：

更年期（绝经期）出现月经紊乱千万要重视，不要掉以轻心，随着年龄的增长，患各种疾病的风险增加，应当及时到妇科就诊，查明原因后给予恰当的治疗。尤其在诊断时要排除器质性疾病，如子宫肌瘤、子宫内膜息肉、子宫颈癌、子宫内膜癌等。

43 更年期（绝经期）出现潮热出汗对身体有什么影响

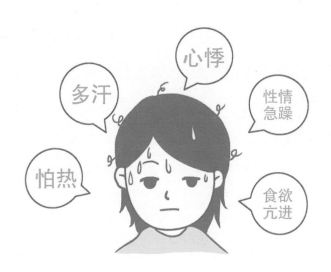

　　更年期（绝经期）出现潮热，是由于体内激素水平下降引起自主神经功能紊乱、下丘脑体温调节中枢阈值变窄，血管舒缩功能障碍导致的，是更年期（绝经期）最典型的症状，发生率超过 75%，而 40% 发生于绝经过渡期，以绝经前 1～2年最严重；50%～75% 的女性症状持续＞1 年；20%～50%持续 5 年；10%～15% 持续 10～15 年甚至更长。下丘脑体温调节中枢阈值变窄和雌激素水平下降引发的潮热出汗就像

潮水一样，一阵一阵的，多数起自前胸，向上涌至头颈，甚至全身，严重者一天可以数次至数 10 次。常常因为一些日常行为触发，如尴尬、压力、环境温度的突然改变、酒精咖啡等。

频繁的潮热出汗会妨碍工作，影响日常生活和睡眠，导致疲劳、身体疼痛、注意力不集中、焦虑抑郁，进而会影响到生活质量、家庭关系和社会关系，研究还发现频繁且持续的血管舒缩症状与远期发生心血管疾病事件的风险增加有关。

建议：

更年期（绝经期）需要避免能够触发潮热出汗的行为，如大量饮酒和咖啡，注意调节情绪，避免压力过大等。

当出现严重潮热出汗症状建议及时就诊，采用适当的医疗措施缓解症状，提高生活质量。

注意保持正常体重，坚持运动，控制体重增长，定期体检，预防远期心血管疾病的发生。

适当调节居住环境的温度和湿度，保持被褥、睡衣等干净，经常晒晾或拆洗，并经常洗澡，以减少汗液对皮肤的刺激。

44 更年期（绝经期）失眠与什么有关

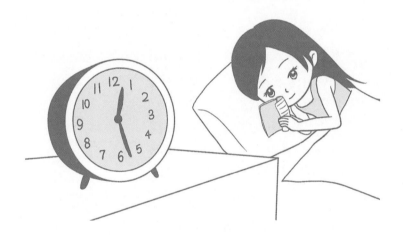

睡眠障碍是更年期（绝经期）女性常见临床症状之一，我国女性在此期睡眠障碍的发生率在 30%～60%。更年期（绝经期）睡眠障碍，常表现为失眠和睡眠中断。

更年期（绝经期）女性睡眠障碍与雌激素水平下降有关，雌激素水平下降会影响涉及睡眠调节的某些神经递质，使睡眠质量受到影响。常见的焦虑抑郁、尿频、夜尿增多等症状也会影响睡眠。夜间发生的潮热出汗会干扰睡眠，症状越重出现睡眠障碍的风险也越高。

更年期（绝经期）睡眠障碍的发生还受到遗传因素和环境因素的影响，遗传因素起很大作用。而慢性疼痛、肥胖、心脏病、内分泌疾病等并发症也会影响睡眠。更年期（绝经期）睡眠障碍非常常见，出现睡眠障碍要重视。

建议：

更年期（绝经期）出现失眠时，首先，不要盲目使用安眠药或褪黑素等药物，可以采用药足浴，养生食疗等方法，伴有更年期（绝经期）症状者及时就医治疗，缓解更年期（绝经期）症状，往往能够改善睡眠。

其次，改善生活习惯，早睡早起，每天准时睡觉，入睡前避免做压力大的事，而通过一些适合自己的放松方法，例如安静地坐着、听音乐、回忆等帮助入眠。避免在卧室里放置电子产品，睡前避免长时间看电视，玩手机等电子产品。睡前喝一杯牛奶并洗个热水澡可以帮助放松和改善睡眠。

再次，学会调节寝室环境，调节到比较适合的温度、湿度，可以选择比较厚的窗帘，遮挡不必要的光线，让自己的睡眠环境更加安静。也可以选择一个比较好的耳机，听一些利于睡眠的音乐，让自己更快地入睡。

最后，更年期（绝经期）女性容易烦躁，遇事调整自己的心理压力，调整情绪，在遇到麻烦时保持冷静。每天坚持适当的运动量也有助于防止失眠，运动会刺激多巴胺产生愉悦感，还可以放松情绪。

45 更年期睡眠障碍会引发哪些问题

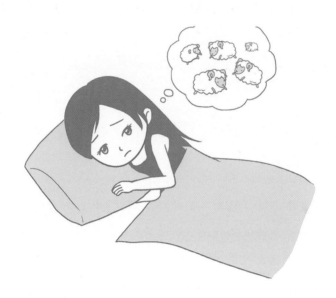

　　睡眠障碍中最主要也最常见的是失眠，失眠患者不仅在个体警觉性方面出现一定程度的受损，在工作记忆和注意聚焦方面也出现不同程度的损伤，进而影响到患者的情绪、社会功能、生命质量。

　　2019 年 3 月，《中国睡眠质量调查报告》发布数据显示，83.81% 的调查对象经常受到睡眠问题的困扰。根据中国睡眠研究会 2016 年公布的睡眠调查结果，中国成年人失眠发生率高达 38.2%，远高于世界卫生组织发布的全球睡眠障碍发生率（27%）。

睡眠能够消除人体的疲劳，良好的睡眠对于保证人体的活力，提高免疫能力和抗病能力有很大的帮助。长时间的睡眠障碍会导致更年期（绝经期）女性白天困倦乏力，工作效率下降，甚至严重损害女性的社会功能，降低工作激情，影响生活质量。

长期睡眠障碍可能会引发其他身心疾病，如抑郁和心血管疾病等，抑郁症者 90% 合并有失眠症，睡眠障碍还会加重与年龄有关的其他慢性病的严重程度。

建议：

更年期（绝经期）女性处在一个生理、心理变化较大，社会生活及工作压力增大的阶段，良好的家庭和社会支持系统可降低应激事件对她们的心理影响，减少负面情绪的产生，从而减少影响睡眠的不良因素。

改善睡眠环境，降低环境噪声的影响。

选择适宜适量的运动，既锻炼身体、又调节心情，也可以改善部分睡眠障碍的女性的症状。

出现睡眠障碍要及时就医治疗，避免症状越来越重，引发其他疾病。

46

更年期（绝经期）如何评估胖还是瘦

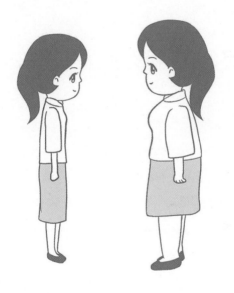

更年期（绝经期）由于生殖激素及甲状腺、肾上腺皮质激素等一系列的内分泌激素的改变，代谢综合征也成为处于这一时期的女性常见的健康问题，表现为超重、肥胖、糖代谢异常和血脂紊乱。这一时期因为其代谢特点，过多摄入的热量容易堆积在腹部、腰臀部、背部、乳房等处，形成所说的"苹果型"身材。因此，在评估"胖"还是"瘦"的时候，不仅要看体重，还要结合腰围、体脂百分比等指标进行综合评估。

身体质量指数（body mass index, BMI）：BMI 是国际上常用的衡量人体肥胖程度的重要标准，但是近年来的研究也有争议，该指数无法反映骨骼质量、肌肉质量和脂肪质量的比重（表 3）。

表 3　身体质量指数分类

分类	BMI
肥胖	BMI ≥ 28.0
超重	24.0 ≤ BMI < 28
体重正常	18.5 ≤ BMI < 24
体重过低	BMI < 18.5

计算方法为：体重（kg）/ 身高的平方（m^2）。

腰臀比（waist-to-hip ratio, WHR）：腰臀比则是用来评估是否属于内脏性肥胖，内脏性肥胖合并代谢紊乱的概率也会增加。

女性 WHR 超过 0.85 可判断为内脏性肥胖。腰围大，说明脂肪存在于腹部，内脏脂肪比较高。内脏脂肪会破坏胰岛素系统，增加血糖血脂水平，导致高脂血症、心脑血管等疾病。还有研究表明，腰臀比增大反映了血糖、血脂及尿酸的异常。

计算方法为：腰围 / 臀围。

（1）腰围：用软尺在腰部的最细处平行绕上一圈所得数值。

（2）臀围：用软尺在臀部的最高处平行绕上一圈所得

数值。

体脂百分比：是指身体脂肪量和体重的比值，正常范围是 10～20，结合 BMI 数值一起看，可以鉴别是强壮还是虚胖，尤其是那些看起来体重正常的"伪瘦子"。

计算方法为：体脂肪（kg）÷ 身体重量（kg）× 100。

建议：

处于更年期（绝经期）的女性要格外注意自己的体型变化，定期测量体重和腰围，有条件的可以进行人体成分分析，有助于更精确的评估和了解自身肌肉和脂肪在人体不同部位的分布情况，从而能够更有针对性地进行健康管理。

此外，体型的变化还和一些疾病相关，不仅是肥胖，不明原因的体重减轻也要引起重视。

出现任何异常应当及时寻求医生的指导和帮助。

47

为什么更年期（绝经期）吃得很少还不停长胖

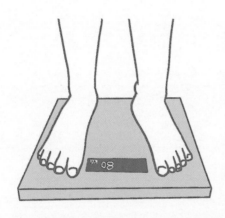

很多女性反映进入更年期（绝经期）后，体重增长的速度像是坐了火箭似的，有些人甚至说喝凉水都长肉，究其原因首先是与这个时期的内分泌代谢改变有关，身体处理脂肪的能力下降，导致即便是每天的进食量和原来一样，甚至不如之前，脂肪也开始堆积。随着年龄的增长，运动量也逐渐减少，肌肉含量下降。此外，睡眠障碍也会引起体重增加。

2008 年的一项研究指出，睡眠时间不足在成年人中可能增加约 55% 的肥胖风险，而睡眠障碍也是更年期（绝经期）女性最常遇到的健康问题之一。因此在这个时期如果没有及时调整饮食、睡眠习惯，不重视合理的运动，则非常容易发胖。

建议：

饮食应该选用高蛋白低脂低糖饮食，尽量晚餐少食，七八分饱即可，特别是晚上 9 时后尽量不要加餐。

可以尝试选择地中海饮食，即源于地中海沿岸国家的一种膳食结构模式，其主要特点是全面均衡饮食，以种类丰富的植物性食物为基础，只进行简单的加工，搭配多种新鲜果蔬、豆类、谷类，使用的食用油以植物油（尤其橄榄油）为主，保证充足的乳制品、蛋类、鱼类，减少红肉、加工肉类。

选择适宜的运动方式，且应当个性化、循序渐进、持之以恒。

研究发现，当地中海饮食与运动结合进行时，内脏脂肪的减少则尤为显著。

适合更年期（绝经期）女性的运动有慢跑、散步、瑜伽、羽毛球、广场舞、游泳、太极拳等，应避免长跑、跳绳、爬楼梯等剧烈运动。

48 绝经后常见的泌尿生殖道症状对日常生活的影响

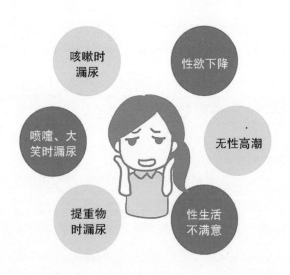

随着人类平均寿命特别是女性平均寿命的不断延长，女性的一生约有 1/3 时间是在绝经后度过的。女性到了更年期（绝经期），由于卵巢功能减退，雌、孕激素水平的下降，引起的泌尿生殖道症状非常普遍且病程漫长。这些症状包括：阴道干涩、刺激感、阴道分泌物增多和感染以及外阴阴道瘙痒、性交痛、性交后出血或裂伤、阴道分泌物异常等泌尿生殖道萎缩症状，性欲减低、性交痛、性交困难等症状也很常见，还包括尿频、尿急、夜尿增多、尿失禁和反复尿路感染等。这些症状不像潮热、出汗等症状会在绝经若干年后消失，而会持续整个后半生，且可能随年龄增加而增加。其发病率在绝经后女性中至少为50%，这些难言苦衷严重影响了她们的泌尿生殖道功能和生活质量。

反复发作的尿路感染和萎缩性阴道炎，常常是更年期（绝经期）女性的难言之隐，严重影响女性生活质量。阴道干涩引起的性生活疼痛让女性在享受性生活方面望而却步，不仅影响到女性而且也影响到配偶的生活质量。

多项调查研究表明，性生活和性满意度是受影响最严重的方面。这些症状使得女性害怕性生活，回避性生活，因此与性伴侣的关系也会受到负面影响，降低女性生活质量。1/3 的女性会有自己变老了的感觉，自信心下降。

建议：

更年期（绝经期）女性要穿宽松内衣，保持清洁，预防泌尿生殖道感染性疾病的发生。

健康饮食起居注意调整，规律健身，戒烟限酒，保持适度的性生活。

如果因为阴道干涩导致无法性生活者，应当尽早就诊，早期诊断和治疗可以取得更好的治疗结果，让自己有更高的生活质量，更满意的两性关系。

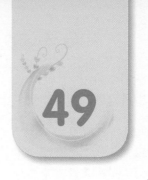

49 出现了更年期泌尿生殖道症状怎么办

以往常用"老年性或萎缩性阴道炎""外阴阴道萎缩（VVA）"来描述女性在绝经后出现的生殖道萎缩症状。2013年北美绝经学会和2014年国际妇女性健康研究学会正式通过了更年期泌尿生殖综合征（genitourinary syndrome of menopause, GSM）这一术语，定义为更年期（绝经期）及绝经后期女性因雌激素水平降低而出现的一系列泌尿生殖道症状，如外阴瘙痒、阴道干涩、灼痛、性交痛、尿频尿急、反复尿路感染（recurrent urinary tract infections, RUTIs）等。

大约有50%的更年期（绝经期）女性面临因为雌激素水平下降而导致的泌尿生殖系统的一系列症状。GSM的诊断并不困难，但如果不适时加以干预，GSM相关症状往往随时间的推移进行性加重，严重影响患者生活质量。

更年期（绝经期）泌尿生殖道症状的治疗主要包括激素与非激素治疗。

非激素治疗： 如果仅仅是阴道干涩，可用非激素阴道润滑剂和保湿剂。若合并尿路感染或阴道炎，则需要给无禁忌证患者雌激素霜、片或栓剂局部应用及抗生素应用。此外，戒烟、控制体重、穿着宽松的内、外裤等也有助于泌尿生殖道健康。

激素治疗：雌激素补充是 GSM 最有效的治疗方法，在缓解症状的同时对于阴道萎缩也有积极作用。激素治疗（包括全身及局部用药）可缓解因雌激素缺乏引起的泌尿生殖道萎缩性改变，降低阴道 pH 值，并随之重建阴道菌群，且有助于提高患者的性功能；同时，阴道低剂量雌激素还能明显改善尿频尿急症状，且不增加血清雌激素水平，相比全身用激素治疗的方案更安全有效。

建议：

当更年期（绝经期）出现了反复发作的阴道干涩、灼痛、性交痛、尿频尿急、尿路感染等情况时，需要考虑到可能是由于雌激素下降引起的生殖道萎缩症状，不能简单地治疗炎症，需要在妇科医生指导下，进行合理治疗，有利于改善症状。

使用激素时，应当注意观察肝脏功能和凝血功能。局部用药风险较低。

50

为什么绝经后女性容易出现溢尿（压力性尿失禁）

压力性尿失禁（stress urinary incontinence, SUI）是指喷嚏、咳嗽、大笑或运动等腹压增高时出现不自主的尿液自尿道口漏出；尿动力学检查表现为充盈性膀胱测压时，在腹压增高而无逼尿肌收缩的情况下出现不随意的漏尿。中国成年女性SUI 的患病率高达 18.9%，在 50～59 岁年龄段，SUI 的患病率最高，为 28.0%。

更年期（绝经期）的女性体内雌激素水平下降，膀胱和尿道黏膜萎缩，韧带、筋膜、肌肉松弛，支持功能下降，而且随着年龄的增长，膀胱的容量也有所减少，比较容易出现尿失禁的情况，尤其是在剧烈咳嗽、便秘的时候更容易出现。另外，女性的分娩次数、分娩方式、盆腔有无手术史、盆腔脏器脱垂、便秘、分娩时有无会阴裂伤等等因素都是绝经后压力性尿失禁发生的潜在危险因素。妊娠期女性子宫重量的增加会使盆底支持组织受到极大的压力，且盆底支撑结构的肌肉、筋膜、韧带等在分娩过程中因受到过度牵拉，遭受不可逆转的损伤，进而发展为 SUI。因此产次越多，越容易发生 SUI。盆腔脏器脱垂患者盆底支持组织的平滑肌纤维会变细、排列紊乱，且结缔组织发生纤维化，肌纤维萎缩，不能使尿道系统保持原有的位置，进而容易发生 SUI。

更年期（绝经期）女性运动量减少，长期便秘会使腹内压增加，致使子宫、阴道前壁、膀胱向下移位，不能有效关闭尿道，导致 SUI。分娩时会阴撕裂可能损伤患者盆底神经及肌肉，从而导致 SUI。

上述因素均会使盆底支持结构（韧带、筋膜、肌肉）的功能减弱甚至丧失，产生膀胱颈和近段尿道的过度活动，最终导致压力性尿失禁。

建议：

更年期（绝经期）女性，需调节饮食结构，多食粗纤维丰富的食物，如薯类、芹菜、韭菜等，养成良好的排便习惯，控制和保持正常的体重。

积极治疗伴发疾病如糖尿病、咳嗽、便秘等。同时，需要在医生指导下进行盆底功能训练，减少张力性尿失禁的发生。

起床前，做适度地顺时针腹部按摩，有助于排便。

另外，适度地缩肛运动，有益于盆底支持组织功能的提升。

51 更年期（绝经期）常出现的盆底功能障碍有哪些表现

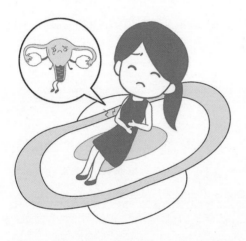

盆底肌肉群、筋膜、韧带及其神经构成复杂的盆底支持系统，其互相作用和支撑以维持盆腔器官的正常位置。

盆底功能障碍性疾病（PFD）是指由于盆底支持结构缺陷、薄弱、损伤及功能障碍等多种因素造成的盆腔脏器移位并引起各种盆腔器官功能异常的一组疾病，可出现盆腔器官脱垂（POP）、尿失禁（UI）及性功能障碍（SD）。

更年期（绝经期）随着年龄的增长，卵巢功能逐渐衰退，雌激素水平下降，对盆底肌的弹性保护力也随之下降，盆底及尿道周围肌肉会不断松弛，收缩能力降低，生殖道的支撑减弱，从而引发子宫脱垂或尿失禁现象。肥胖、多产次、难产、糖尿病、巨大儿分娩史也是加重盆底功能障碍的主要因素。

PFD已成为更年期（绝经期）女性常见疾病之一，发病率高达20%～40%，且近年来呈现年轻化发病趋势，严重影响更年期（绝经期）女性的健康和生活质量。

盆底功能障碍可有下面这些表现：

（1）盆腔器官脱垂（POP）包括子宫脱垂、阴道前壁膨出、阴道后壁膨出等为主的一组妇科疾病。

（2）在膀胱逼尿肌松弛状态下，由于喷嚏、咳嗽、用力及运动等导致腹压增加时出现压力性尿失禁（SUI），尿液不自主地自尿道口溢出。

（3）性功能障碍。盆底肌肉对维持正常性功能有着重要意义。有PFD女性盆底支持薄弱，进而发生盆腔器官的位置和功能异常，阴道口松弛，往往影响正常的性功能。

建议：

生育期女性，无论正常阴道分娩还是剖宫产术后，应当及早启动盆底功能康复的训练，以尽快恢复盆底肌肉以及韧带的功能状态。

维持正常体重时，也应当注意优质蛋白质的补充，加强缩肛锻炼，不应盲目地减肥，否则，貌似体重减轻，脂肪减少，实际上是减少肌肉的储存量。

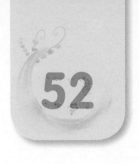

52 怎样预防盆底功能障碍

盆底功能障碍是更年期（绝经期）女性常见的困惑之一，可以通过功能锻炼和物理治疗等方法进行预防：

（1）盆底肌锻炼是盆底功能障碍的首选预防和治疗方案。其中凯格尔（Kegel）训练法为最经典、最基本的盆底康复内容。

方法为做缩紧肛门的动作，每次收紧不少于 3 秒，然后放松 2～6 秒。连续做 15～30 分钟，每日做 3 次；或每日做 150～200 次，持续 3 个月或者更长。

其他盆底肌锻炼方法包括腹式呼吸、桥式运动、核心功能运动等，其中，在腹内压增加的日常活动之前或期间有意且有效地进行盆底肌肉收缩（又称 Knack）也是自身盆底肌肉锻炼的一部分。

（2）盆底电刺激法是更年期（绝经期）女性盆底功能障碍重要锻炼方法，为有意识地对以肛提肌为主的盆底肌肉进行自主性收缩，主要改善的是女性盆底功能障碍尿失禁症状。

盆底电刺激仪器由肛门探头、阴道探头、可植入的袖状电极、线性电极及皮肤表面电极组成。这些电极能够对阴部神经及盆腔神经进行反射性刺激，从而达到治疗尿失禁的目的。

　　这种治疗方法是通过刺激唤醒阴部神经、增加其反应能力及速度，使得膀胱重新运动，能有效控制括约肌的关闭功能。阴道刺激能增强会阴肌肉的弹性及强度，促进女性尿道括约肌损伤愈合。

　　（3）瑜伽锻炼。更年期（绝经期）女性躺在瑜伽垫或是仰卧起坐椅，双腿与肩同宽，双手放在胸前，起来时注意腹部的发力感，注意不要起得太快，只需要将上背部抬离地面即可。全程动作缓慢，控制离心收缩。头部酸痛是正常现象，刚开始练都会出现这种现象，此时将双手放在脑后即可。

建议：

　　重要的是要养成良好的排便排尿习惯，有糖尿病者，需要控制血糖，保持正常的体重，提高机体免疫力，治疗伴发疾病如咳嗽、便秘等。

　　在医生指导下进行盆底功能训练，电、磁刺激等治疗。当这些措施不能改善症状，且发展为中、重度子宫脱垂，那需要去医院进行盆底重建术。

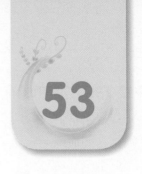

53 盆底功能障碍需要怎样治疗

到目前为止，尚没有明确的证据表明对于无症状的盆底功能障碍（PFD）患者实施手术能够改善预后和预防疾病进展，也不能预测哪些无症状的 PFD 女性可能会出现症状加重，或多长时间可能发展为有症状的重度 PFD。因此，对于无症状的 PFD 女性给予外科修复是没有必要的。鉴于这一基本观点，对于无症状的 PFD 女性的手术干预一般情况下并不推荐，选择观察与非手术治疗为主。

对于无症状的 PFD 女性，可以通过非手术治疗方式给予预防和干预。非手术疗法有改善生活方式，盆底肌肉锻炼、生物反馈指导下的盆底肌肉锻炼、电刺激、磁刺激治疗等方法。

改善生活方式包括：

（1）足够的水量摄入，并且有正确的排尿习惯。

（2）调整饮食，增加水和纤维素摄入。

（3）改变排便习惯，以保证肠蠕动规律且排便时不宜过分用力。

（4）避免过多的负重和用力。

（5）降低体重，减少吸烟。

（6）对伴发疾病如咳喘、便秘等，应进行有效的治疗以减少对盆底功能的影响。

对于有症状的 PFD 妇女，可以行盆底重建手术。

具体治疗方案如下：

中度盆腔器官脱垂（POP），建议放置子宫托进行试验性治疗，如果症状缓解，可以选择继续应用子宫托，这被认为是 POP 的一线治疗，而且有较好的患者依从性。

对于子宫托治疗效果不好的中度 POP 及重度 POP 患者可以行盆底重建手术。盆底重建手术治疗方法繁多，但是治疗的基本点是用解剖结构的恢复达到功能的恢复，其精髓重在"支持"和"重建"。

治疗前应对盆底功能，包括对肌肉、结缔组织和神经支配的平衡及其损伤程度做出诊断和定位，然后进行分区域（前、中、后盆腔）的缺陷修补。

建议：

随着雌激素的减少，更年期（绝经期）女性盆底功能的锻炼是必要的，应当在医生充分评估后，选择适当的治疗方案，不应盲从。

有条件时，症状不严重或无症状者，也可以到医疗机构的盆底康复中心，在医生的正确指导下，加以机器辅助，帮助恢复和维护正常的盆底功能。

54 进入更年期为什么会感到周身酸痛和关节痛

女性在 35 岁以前是骨量增长期，35 岁左右达到骨量峰值，40 岁以后骨量逐渐丢失，随着雌激素的下降，更年期（绝经期）女性骨量开始逐渐减少，绝经后 1～10 年内骨量呈快速丢失阶段，特别是绝经第 1 年内丢失最快。

雌激素可以促进钙的沉积，骨的生成，有利于保护骨量。更年期（绝经期）及绝经后雌激素降低，对骨的保护作用消失，骨的破坏增加，慢慢就会出现骨量减少、骨质疏松，50岁女性的骨质疏松患病率大约在 15%。

骨质疏松是一种骨质逐渐丢失的疾病，早期骨质丢失无明显不适症状，进一步骨质降低患者可能出现"腰背部或全身弥漫性疼痛"以及负重能力下降或不能负重。腰背痛是骨质疏松性疼痛中最常见症状，约 67% 为局限性腰背疼痛，9% 为腰背痛伴四肢放射痛。由于更年期（绝经期）负重能力减弱，活动后常导致肌肉劳损和肌痉挛，使疼痛加重。四肢骨折或者髋部骨折时局部疼痛加重，检查发现局部压痛区（点），可见畸形和骨折的阳性体征。

关节痛为更年期（绝经期）综合征的运动系统疾病表现之

一，其症状为全身关节酸痛，尤以双手指关节肿胀、疼痛，膝踝关节疼痛为主，多发于 50 岁左右的更年期（绝经期）女性。女性骨关节炎的患病率在更年期（绝经期）和绝经后也大幅度增长，常出现关节肿胀，僵硬，慢性关节痛等症状。有研究显示，更年期（绝经期）骨关节痛的发生与体重指数（BMI）相关，即 BMI 越大则骨关节痛症状的严重程度越大，控制更年期（绝经期）女性的体重并保持 BMI 在正常范围内，可以有效改善更年期骨关节痛症状的严重程度。

建议：

由于更年期（绝经期）雌激素下降，骨量丢失增加，容易骨质疏松而导致全身骨关节痛，所以更年期（绝经期）尤其在有骨关节痛的女性，体检时可以用双光子检查仪测骨密度，了解骨量，排除骨质疏松。

发现骨丢失严重，骨质疏松明显时，应当及时治疗。

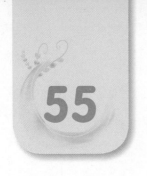

55 什么是骨质疏松

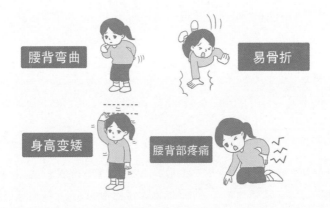

腰背弯曲　易骨折

身高变矮　腰背部疼痛

　　骨质疏松是一种代谢性骨病，主要是由于骨量丢失与降低、骨组织微结构破坏、骨脆性增加，导致患者容易发生骨折的全身性代谢性骨病。

　　更年期（绝经期）骨质疏松发生的原因是多方面因素引起的：

　　营养因素：青少年时钙的摄入与成年时的骨量峰直接相关。钙的缺乏导致甲状腺分泌的甲状旁腺素和骨吸收增加，低钙饮食者易发生骨质疏松。维生素 D 的缺乏导致骨基质的矿化受损，可出现骨质软化症。长期蛋白质缺乏造成骨基质蛋白合成不足，导致新骨生成落后，若同时有钙缺乏，骨质疏松则加快出现。

内分泌因素：更年期（绝经期）女性由于雌激素缺乏造成骨质疏松，骨质疏松症在绝经后特别多见。卵巢早衰可以使骨质疏松提前出现，雌激素减少是发生骨质疏松重要因素。瘦型妇女较胖型妇女容易出现骨质疏松症并易骨折，而胖型妇女是因为脂肪组织中雄激素转换为雌激素的结果。

遗传因素：骨质疏松症以白人尤其是北欧人多见，其次为亚洲人，而黑人少见。骨密度为诊断骨质疏松症的重要指标，骨密度数值主要由遗传因素决定，其次受环境因素的影响。骨密度与维生素 D 受体基因型的多态性密切相关。

废用因素：肌肉对骨组织产生机械力的影响，肌肉发达骨骼强壮，则骨密度值高。由于更年期（绝经期）女性活动减少，使肌肉强度减弱、机械刺激少、骨量减少，同时肌肉强度的减弱和协调障碍使老年人较易摔跤，伴有骨量减少时则易发生骨折。

建议：

骨质疏松严重影响了更年期（绝经期）妇女的骨健康，重视此阶段的骨健康问题，当出现一些相关的临床表现时应及时就医，在医生的指导下采取正确的干预措施，从而提高生活质量，日常生活中应当有工作和干事"慢半拍"的思维，保持身体平衡，尤其晚间和进入不熟悉的环境，学做好自身防护。

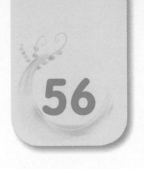

56 骨质疏松有哪些临床
表现及如何治疗

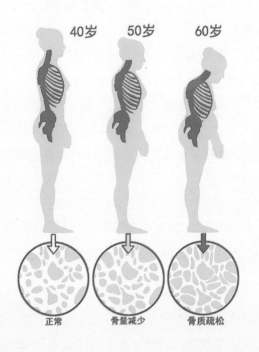

40岁　　50岁　　60岁

正常　　骨量减少　　骨质疏松

　　岁月的痕迹总是悄然而至，绝经后骨质疏松就是一种十分隐匿的疾病，在很长一段时间里，机体感觉不到任何不适。随着骨质的进一步减少，疼痛是最常见的症状，以腰背痛多见，占疼痛患者中的 70%～80%。疼痛可沿脊柱向两侧扩散，仰卧或坐位时疼痛减轻，直立时后伸或久立、久坐时疼痛加剧，弯腰、咳嗽、大便用力时加重。一般骨量丢失 12% 以上时即可出现骨痛。在疼痛后常常出现身高缩短、驼背，老年人骨质疏松时椎体压缩，椎体每缩短 2 毫米左右，身长平均缩短 3～6 厘米。而最严重的是骨折，胸、腰椎压缩性骨折，脊椎后弯，胸廓畸形，可使肺活量和最大换气量显著减少，患者往往可出现胸闷、气短、呼吸困难等症状。

药物治疗：应当在医生指导下使用的药物有钙片、维生素 D 等，针对更年期（绝经期）女性可采取雌孕激素复合制剂等补充治疗，但对激素依赖性肿瘤的高危人群和血栓高风险人群慎用。

建议：

（1）健康的生活方式，戒烟，控制饮酒，少喝浓咖啡、浓茶、碳酸饮料。注意富含钙和维生素 D 的饮食，食物中最好的钙的来源：奶制品、绿色蔬菜、海产品、豆类。体内会产生维生素 D，但需要阳光和皮肤的参与。所以要多晒太阳（让太阳晒到皮肤上）。

（2）适量运动，每周至少 3～4 次，每次 30 分钟的负荷运动，如步行、慢跑、负重训练等。

（3）45 岁后女性每年进行 1 次骨密度检查，对快速骨量减少的人群，及早采取防治对策。在医生指导下，适当地服用雌激素补充治疗，延缓骨量的丢失。

57

如何预防骨质疏松

您的骨骼太"酥"了！

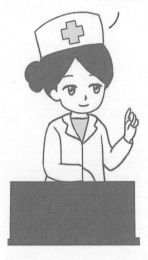

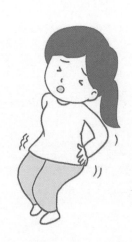

　　最有效的处理是预防，目前尚无有效的方法逆转已疏松的骨质，广泛关注和认同的防治骨质疏松的方法包括健康的生活方式、合理营养、均衡膳食、适度运动和晒太阳，其作用是药物无法替代的。

建议：

骨质疏松发生的原因较多，为了预防骨质疏松，应当从自身做起。

（1）适度的运动和晒太阳，适度运动能推迟骨骼老化，减缓骨质疏松的发生和发展。从幼年时就需要加强锻炼，多做户外活动，多亲近大自然，多在日照下活动，有益于钙的沉积。

运动疗法已成为预防骨质疏松症的基本方法之一。长期缺乏运动会导致严重的骨丢失。经常锻炼的人，其骨密度（BMD）比缺乏运动的同龄人高。有规律的运动，特别是从青少年时期就开始运动，是一种增加骨强度和降低跌倒危险性的既经济又安全的途径。负重运动（如散步、慢跑、爬梯、跳舞等）有助于减少骨丢失和保持晚年的骨量。更年期（绝经期）女性爬楼、跳舞需慎重，并注意安全。

（2）纠正不良嗜好，建立健康的生活方式，改变吸烟、酗酒、喝浓茶、浓咖啡、碳酸饮料等不良习惯，以免骨钙溶出，骨量降低，学会自我情绪调节，保持良好心态。有报道，实施健康的生活方式是延缓或控制骨质疏松症和减少骨折发生的有效方法。

（3）充足的钙和维生素 D 摄入，在现有的骨质疏松症预防手段中，钙剂补充是最简单、经济、安全、有效的措施之一。优质奶的补充也十分重要，第二次世界大战后，邻国日本因为牛奶的摄入量的增加，平均身高长高了1厘米，我国营养学会，也对奶制品的补充和营养的均衡提出了要求，对于改善骨的基础起到一定的作用。

更年期（绝经期）和绝经后妇女增加钙摄入能减缓钙丢失，进而减少骨密度下降到骨质疏松水平。

最近研究发现，维生素 D 是不可缺少的骨代谢调节剂，它通过促进骨形成和抑制骨吸收的双向调节改善骨代谢的失衡状态而具有防治骨质疏松的作用。

（4）随着年龄的增长和激素水平的下降，女性的骨质疏松是一个趋势，因此，女性应当照顾好自己，夜间、走楼梯时、在家起夜时一定要小心，谨防摔倒。

（5）更年期（绝经期）女性体检时，应关注有无骨质疏松存在？若骨量减少可以及时在医生的指导下行激素补充治疗，有血栓性疾病家族史、肿瘤家族史以及60岁以上的女性使用激素补充时，应慎重。

58 更年期（绝经期）如何预防摔倒

更年期（绝经期）女性逐渐开始向老年人过度，老年人普遍存在感知觉、运动能力以及认知功能方面的损伤，有极高的跌倒风险。

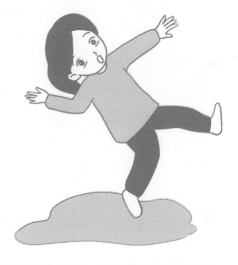

针对跌倒问题，通过身体锻炼对平衡能力的训练是预防跌倒的最为重要且有效的方式。但是，有相当一部分视力较差、平衡协调力较弱的女性对身体锻炼具有抵触心理。年长者，一方面有对跌倒的恐惧，另一方面部分运动项目对其有高难度挑战。因此，如何选取符合身心需求的运动项目，以及在专家的指导下对运动项目的改良上采取措施，对更年期（绝经期）预防跌倒至关重要。

建议：

（1）合理锻炼。

跳舞：平衡性、视力的退化是老年群体的普遍现象，因此，适当的参加舞蹈，有助于更年期（绝经期）女性的学习与锻炼。

太极拳：极富中国特色，强调轻盈缓慢、刚柔相济、以静制动、避实就虚、借力发力的传统拳术太极拳，是近年来健身领域的研究热点。国内外研究普遍认为，太极拳对平衡能力、心肺功能、肌肉力量、身体柔韧性以及记忆力等均有益处。

考虑到身体活动的限制，在社区开展适合更年期（绝经期）女性的身体锻炼，是最为可行的推行身体锻炼的方式之一。

社区体育锻炼的优点，在于其运动强度的适宜性以及锻炼环境的安全性、便利性。运动强度中等的太极拳、背向行走、改良版舞蹈练习等以及新兴的电子游戏类运动，均有助于更年期（绝经期）女性以及年长者的平衡能力的锻炼，可有效达到预防跌倒的作用。

（2）合理用药。使用药物时应当注意，在服用以下药物时，需进行非常明确的用药指导，如不能随意增减药量、服药后不要急于起身等。

可能引起跌倒的药物有：

精神类药物：抗抑郁、抗焦虑、催眠药等会导致头晕、视力模糊。

心血管药物：抗高血压药、利尿剂等可产生疲倦、低血压等不良反应。

其他：降糖药过量易引起低血糖、非甾体抗炎药如阿司匹林可引起嗜睡等。

（3）安全的环境。

家里要保持光线明亮，通道宽敞。

物品应摆放在容易拿到的地方。

衣着应舒适、合身，以免绊倒；要选择合适的鞋，鞋底不宜过于柔软。

外出时走路要慢而稳，行动不便者需有人搀扶。

（4）加强健康宣教。通过健康教育可以实现老年跌倒现象发生概率降低，提升社区老年人对跌倒的危害性认知。个性化、针对性教育效果会更好，随着年龄的增加，应当有防范意识，更深刻的认识跌倒的危害，积极采取科学措施进行预防，有效降低跌倒发生概率，并且减少由跌倒产生的骨折、其他意外等不良事件。

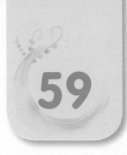

59

进入更年期（绝经期）为什么"三高"症状都发生了

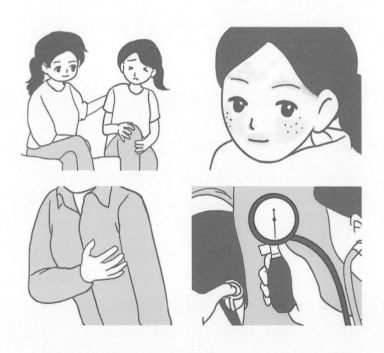

　　雌激素对于碳水化合物、脂类和蛋白质的代谢均有影响。雌激素的这一特性对脑血管疾病的预防大有好处。同时雌激素还有促进胆固醇降解和排泄，改变胆固醇在体内的分布，使血浆和大动脉壁的胆固醇转移至肝脏的作用，并有抗凝血作用，这对延缓动脉粥样硬化和血栓的形成有重要的意义，雌激素还能影响血管壁中黏多糖的代谢，使血管的通透性和脆性降低，可以防止脑血管的异常。另外雌激素有升高血浆生长素的作用，生长素有降低糖耐受量、有抗胰岛素的作用。所以，雌激素还有预防糖尿病的作用。

更年期（绝经期）和绝经后出现"三高"的风险增加，高血压、高血脂、高血糖随之而来，主要由于在更年期（绝经期）和绝经后胆固醇的代谢不同以往，血脂异常的发生率明显增加，"坏"胆固醇（低密度脂蛋白胆固醇）上升，而"好"的胆固醇（高密度脂蛋白胆固醇）降低，患高血脂、冠心病的概率会高于男性。其次，雌激素减少，雌性激素水平显著减低，常会出现血管脆性增加和发生出血倾向，这使得更年期（绝经期）后的女性受到心脑血管疾病的威胁远远高于男性。

 建议：

由于更年期（绝经期）雌激素下降，血脂代谢紊乱及肥胖，引起心血管疾病的风险大大增加。

这个时期应该定期体检，监测血脂、血糖、血压的水平。对于已经患有高脂血症、高血压及糖尿病的患者应定期到医院随访，控制血脂、血压、血糖，以减少心脑血管疾病的发生。

60 更年期（绝经期）和绝经后哪些迹象需警惕脑血管病

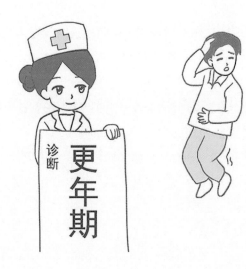

更年期（绝经期）和绝经后如出现以下情况，需要注意脑血管病：

突然发生眩晕： 眩晕是脑血管病先兆中极为常见的症状，可发生在脑血管病前的任何时段，尤以清晨起床时发生得最多。此外，在疲劳、洗澡后也易发生。特别是高血压患者，若1～2天内反复出现5次以上眩晕，发生脑出血或脑梗死的危险性增加。

突然发生剧烈头痛：任何突然发生的剧烈头痛；伴有抽搐发作；近期有头部外伤史；因咳嗽用力而加重的头痛；疼痛剧烈，可在夜间痛醒。如有上述情况之一，应及早到医院进行检查治疗。

步态异常：步履蹒跚，走路腿无力是偏瘫的先兆症状之一。如果步态突然变化，并伴有肢体麻木无力时，则是发生脑血管病的先兆信号。

异常出血：高血压患者的鼻出血这是值得引起注意的一种危险信号。数次大量鼻出血，再加上眼底出血、血尿，这种人可能在半年之内会发生脑出血。

血压异常：血压突然持续升高到 200/120 mmHg 以上时，是发生脑出血的先兆；血压突然降至 80/50 mmHg 以下时，是脑血栓形成的先兆。其他如呛咳、吞咽困难、突然出现半身麻木、疲倦、嗜睡、耳鸣等也是脑血管病的先兆表现。

建议：

如果更年期（绝经期）和绝经后女性出现突然眩晕、剧烈头疼，步态异常，异常出血，血压异常等变化，以及脑血管病先兆症状如呛咳、吞咽困难、突然半身麻木等症状，需要及时去医院就诊。

61

更年期（绝经期）后发生心血管疾病的隐患有哪些

导致更年期（绝经期）女性心血管发生的高危因素有许多，常见的有以下几种：

高血压：是心血管疾病发生影响较大的危险因素，收缩压每增加 10 mmHg，冠心病风险增加 15%，卒中风险增加 25%。

更年期（绝经期）和绝经后女性，随着卵巢功能的逐渐衰退，导致体内雌激素水平降低而雄激素水平相对升高。另外，雌激素对血管内皮细胞、血管平滑肌细胞、血清瘦素等的影响，也助推了高血压的发生。

高血脂：低密度脂蛋白胆固醇已被证实为动脉粥样硬化和冠心病的主要危险因素，与冠心病的发病呈正相关。高密度脂蛋白胆固醇为冠心病的保护性因素，与心血管疾病的发病呈负相关。更年期（绝经期）后女性卵巢类固醇的减少和丧失与脂质和脂蛋白的变化有关。

糖尿病：糖尿病和糖耐量减低为心血管疾病的独立危险因素，更年期（绝经期）后女性，患糖尿病患者发生冠心病的概率高于男性。此时因内脏脂肪增多导致胰岛素抵抗，从而使体内胰岛素含量相对增高，高浓度的胰岛素对冠心病的其他危险因素产生影响，比如脂质和脂蛋白发生不利的变化，并且更年期（绝经期）和绝经后女性的胰岛素抵抗随年龄而逐渐增加。故而，绝经会增加女性患 2 型糖尿病的风险。

体脂的重新分布：女性绝经前的脂肪分布比男性有利，冠心病的风险较低。但从更年期（绝经期）开始，卵巢激素的逐渐丧失导致女性脂肪的重新分布，腰腹部脂肪堆积，内脏脂肪的积累，可增加患代谢综合征和心血管并发症的风险。

吸烟：吸烟是冠心病的重要危险因素，香烟之中含有大量的尼古丁，不仅会对心肺功能造成危害，还会毒害患者的交感神经，加重对血管的刺激，引起患者血压升高，持续破坏血管健康，容易诱发脑血管疾病的发生。女性吸烟者（包括既往和当前）相对缺乏雌激素，会较早进入到更年期（绝经期）。

缺乏锻炼：生命在于运动，若长期缺乏运动，经常性久坐，很容易导致患者肥胖，血压升高。

建议：

（1）养成良好的生活习惯，适度的锻炼，远离烟酒。

（2）坚持年度体检，发现异常及时治疗。

62 如何预防更年期（绝经期）心血管疾病

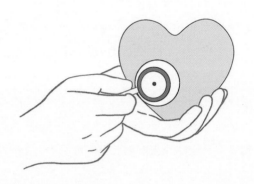

心血管疾病重在预防：

注意保暖：及时加减衣服。资料表明，气候急剧变化是发生心肌梗死的重要诱因。

科学的饮食结构：以谷类为主，控盐、低脂饮食，多进食蔬菜，保持大便通畅，可降低心肌梗死的发生率。

合理运动：在此基础上鼓励进行中等强度的有氧运动，每周至少 5 次，每次约 30 分钟；对于肥胖的女性，每次可适当增加运动时间。在合理饮食和坚持运动的前提下，需要将 BMI 控制在 $18.5 \sim 24.0 \ kg/m^2$，腰围应控制在 < 80 cm。

戒烟限酒：不要吸烟，酗酒，包括吸二手烟在内。及早戒烟或禁烟有益于健康。对于饮酒者，提倡限酒（每日酒精量不超过 15 g），尽量不要酗酒。

生活要有规律，注意劳逸结合：保证充足的睡眠，睡眠时间应当适度，不宜过多或者过少。保持心情舒畅，减轻心理压力。

建议：

更年期（绝经期）后女性心血管疾病风险的增加，必须合理调整生活方式。建议每年至少体检 1～2 次，以预防为主，做到早发现、早诊断、早治疗。

对于关键的三大指标：血压、血脂、血糖，应通过上述健康生活方式来达标，对于未达标者，可根据需要去医院就诊，实行个体化治疗。

当出现头痛头晕，心悸气短，胸痛胸闷等这些征兆时，需要提高警惕，及时就医。

更年期（绝经期）和绝经后如何警惕肿瘤发生

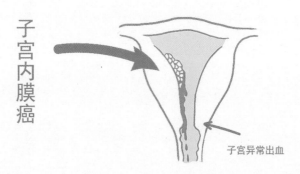

子宫内膜癌

子宫异常出血

女性更年期（绝经期）阶段，卵巢功能逐步走向衰退，体内激素水平下降，出现如情绪波动、失眠多汗等症状，使此阶段的女性身心健康受到严重影响。外部环境方面，更年期（绝经期）女性面临退休、子女离家等环境变化，在生活和心理上都需重新调适。这些变化不仅影响心理，对生理的影响更大，极易造成女性身体素质全面下降、免疫力衰弱。这一时期女性若不进行很好的调整和干预，容易增加女性常见的恶性肿瘤，如宫颈癌、乳腺癌、子宫内膜癌、卵巢癌等的患病风险。

更年期（绝经期）女性最常见的是月经的改变，由于排卵障碍，可出现如月经淋漓不净、经量突然增多或减少、月经频发或稀发，还可能有内分泌失调，导致激素不平衡；如果子宫内膜在雌激素的作用下增生，而没有孕激素转化，导致子宫内膜癌或者癌前病变。

尤其是绝经后阴道出血，同房后阴道出血患者，一定要去医院就诊，做全面检查，排除子宫内膜癌、宫颈癌等可能。

更年期（绝经期）和绝经后体型发福的女性，食欲不佳或有腹胀，腹痛、不明原因消瘦，一定要小心卵巢癌的发生。

卵巢癌是一种非常隐匿的肿瘤，因为卵巢在盆腔的深部，卵巢肿瘤在体积较小时往往很难在腹部自己摸及，早期没什么症状，所以卵巢癌发现是多为中晚期，严重影响患者的生存率。

乳腺癌也是更年期（绝经期）女性常见的恶性肿瘤之一，40～49岁的女性乳腺癌的发生率最高，其发病率为5%，即每20人中就有一名乳腺癌患者。这个年龄段，女性可能更多关注于更年期（绝经期）的身体不适，忽略了对乳腺健康的关注，乳腺的每月自查，每年定期的乳腺体检，是发现早期发现乳腺癌的关键。

宫颈癌也属于常见的妇科肿瘤，当出现房事和原因不明的阴道出血应当警惕，应当到医院检查，早期发现容易治疗。

建议：

　　更年期（绝经期）女性每年体检时应当进行宫颈细胞筛查，有条件者应当做宫颈 HPV 检查，阴道超声和血液肿瘤标志物检查。特别是肥胖、有高血压、高血脂、糖尿病等慢性病患者。

　　此外，患过乳腺癌、结肠癌的患者，以及曾有不孕史的女性也应提防肿瘤的发生，特别是对于有卵巢癌，乳腺癌家族史的高风险女性，目前新技术可以通过 BRCA 基因检测，预测肿瘤的发生风险并且采取针对性的预防手段来阻断癌症的发生。

第五篇

疾病诊治

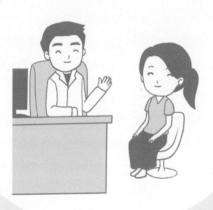

64 更年期（绝经期）激素替代与激素补充治疗的区别

20 世纪 60 年代开始，雌激素补充治疗（estrogen replace therapy, ERT）的概念被明确提出，肯定了其在治疗更年期（绝经期）综合征、泌尿生殖道萎缩以及预防骨质疏松方面的作用，这使得 ERT 在欧美国家开始盛行。到 1970 年后，美国女性子宫内膜癌的发病率明显上升，人们意识到这可能与 20 世纪 50～60 年代 ERT 的大量使用有关。直至 1975 年，专家们开始提出"雌、孕激素联合治疗"的方法，提出对有子宫的女性采用较低剂量雌激素补充治疗，同时加用周期性的孕激素治疗可以预防子宫内膜癌的发生。20 世纪 80 年代后，周期性加用孕激素治疗的激素补充疗法得到肯定，雌孕激素联合治疗（hormone replace therapy, HRT），即激素替代治疗，通过几十年的临床观察证实了联合应用雌、孕激素不再增加子宫内膜癌的风险。

随着人类寿命的延长，女性对自身生活质量的要求不断提高，越来越多的更年期（绝经期）女性在医生的建议和指导下选择 HRT 疗法，HRT 疗法也在 20 世纪 90 年代得到迅猛发展。但是，几项大规模的随机对照临床试验的结果［心脏与雌激素-孕激素替代疗法研究即 HERS 研究和女性健康研究 Women's Health Initiative（WHI 研究）] 却出人意外地发现，联合使用雌激素加孕激素不能赋予心脏保护作用，并且可能增加绝经后女性的心血管疾病风险，这引起了激素补充治疗使用的第二次风波和人们对 HRT 的恐惧、排斥。

2002 年美国的 WHI 研究结果和研究数据公布后，大量专家对研究数据和研究结果再分析，逐渐认识到患者个体的病理生理状态（如有无血管舒缩等更年期症状）、生物学年龄（如年龄、绝经年限等）、治疗的持续时间与 HRT 疗法的某些结局之间可能存在相互作用，WHI 研究发现在平均年龄大于 60 岁、绝经时间大于 10 年的女性中开始 HRT 并不能带来心血管系统的益处，因此提出"机会窗"概念。"机会窗"指的是在绝经后早期或年龄小于 60 岁的女性开始 HRT，对心血管系统可产生有利的作用。而如果在绝经后晚期或大于 60 岁才开始 HRT，则会对心血管系统产生不利影响，随后许多临床试验和二次分析验证了该假说。其原因在于，在绝经早期，当心血管病变还处于初始阶段的时候，应用雌激素可以有效地延缓甚至逆转心血管病变的进展，达到预防疾病，改善生活质量的目的；而当女性进入绝经晚期，血管的病变已经进入到较为严重的程度，已经发生动脉粥样硬化斑块，补充雌激素将不能逆转这种病理改变，而且通过血管扩张和炎性反应，可能会导致动脉粥样硬化斑块的脱落，引发栓塞。

2013 年，国际多个权威学术机构共同发布《绝经激素治疗的全球共识声明》，更新了概念，将 HRT 更改为 MHT

（menopause hormone therapy）即激素补充治疗，对 MHT 的利弊进行了分析，提出客观看待 HRT 的获益和潜在的风险，在早期使用能改善绝经症状，并且对心血管和神经系统有保护作用。近年来，从心血管安全的角度出发，绝经相关激素补充治疗更强调的是在绝经期和绝经后早期尽早开始启动。

建议：

　　绝经激素补充治疗作为一种医疗措施，应当抓住"机会窗"，要在有适应证的女性中使用，在更年期（绝经期）和绝经后早期或年龄小于 60 岁的女性开始 MHT，对心血管系统可产生有利的作用。

　　强调有子宫的女性要添加孕激素保护子宫内膜，启动激素补充治疗的时机要在更年期（绝经期）和绝经后早期尽早开始。

　　应当定期到妇科进行检查和评估。

65

绝经激素补充治疗（MHT）有哪些获益

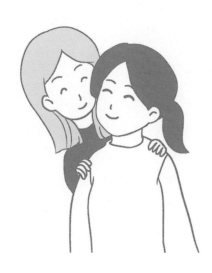

　　绝经激素补充治疗（MHT）能够缓解更年期（绝经期）女性潮热、出汗等血管舒缩症状和泌尿生殖道萎缩症状，改善其他绝经相关症状，如关节和肌肉疼痛、情绪波动、睡眠障碍和性交疼痛等，全面提高围绝经期和绝经女性的整体生活质量。

　　同时，绝经早期启动激素补充治疗，还会长期地对骨骼、心血管系统和神经系统起到保护作用。MHT可通过抑制破骨细胞活动和降低骨转化，减缓绝经后女性骨量丢失，预防骨质疏松性骨折。

近几年的临床研究证实，绝经早期启用 MHT 能够降低冠心病死亡率和全因死亡率。雌激素还可能增加胰岛素敏感度，提高碳水化合物的代谢，有助于血糖控制，减少或延缓发展为 2 型糖尿病。及早开始 MHT 对降低阿尔茨海默病和痴呆风险有益，特别是对手术绝经的女性。

建议：

更年期（绝经期）女性如果有潮热出汗、尿频尿急、性交疼痛及骨关节痛等症状时，需要去更年期（绝经期）专病门诊就诊，全面评估后做出诊断，是否有更年期（绝经期）综合征；若有激素治疗适应证，排除了禁忌证，就可以启动激素补充治疗以缓解症状，提高生活质量。

66 如何科学地看待绝经激素补充治疗（MHT）

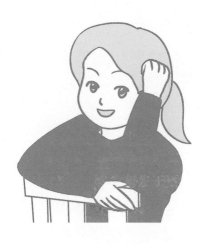

　　激素补充治疗是既有很好的治疗和预防疾病的效果，但又存在一定风险的一种医疗措施，很多人纠结于用与不用，如何科学地看待这个问题呢？这就要回到"使用激素补充治疗的目的是什么？为什么要补充雌激素"这个问题上来。有的人以为激素补充治疗就是为了来月经，月经来了就不会老。其实，绝经是一个正常的生理过程，每个人都要面对，关键要看更年期（绝经期）和绝经后有没有出现困扰自身健康的问题。

更年期（绝经期）女性在这个阶段最苦恼的是出现潮热、出汗等症状，以及泌尿生殖道萎缩的困扰，这些症状可能严重影响自身的生活质量，还有的可能出现抑郁、心血管疾病、骨质疏松性骨折等更为严重的远期健康问题。

合理使用激素补充治疗，能够有效缓解上述近期症状，并会带来长期的对骨骼、心血管系统和神经系统的保护作用。

什么是激素补充治疗的窗口期？国际权威学术组织已经有了界定，更年期（绝经期）及绝经后女性，年龄小于60岁，绝经时间小于10年的，没有激素治疗禁忌证，有激素治疗适应证给予激素治疗就是治疗的窗口期。在窗口期内开始激素补充治疗，可以获得最大的收益，且风险最小。

建议：

更年期（绝经期）是女性生理的一个特殊的时期，由于卵巢功能衰退，雌激素以及其他激素水平的下降会导致一系列的健康问题，严重影响女性的身心健康，激素补充治疗在有适应证无禁忌证的情况下，在窗口期启动激素治疗，可以获得最大的收益且风险最小。同时，要保持健康的生活方式，才能起到最佳的改善症状和预防疾病的作用，提高生活质量。使用激素后定期检查评估还是需要的。

67

哪些人需要绝经激素补充治疗（MHT）

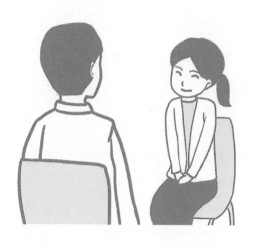

　　绝经激素补充治疗（menopausal hormone therapy, MHT），这一疗法本质上是弥补老龄化造成的卵巢功能衰退而采取的科学治疗措施。MHT 不仅是缓解更年期（绝经期）症状最有效的措施，还可有效预防骨质疏松和心血管疾病，从而整体改善和提高女性的生活和生存质量。

　　在相关指南指导下，在适宜人群中应用 MHT，既可缓解女性更年期（绝经期）相关症状，亦能在一定程度上预防代谢性疾病，提高和改善其生活质量。总之，MHT 是绝经过渡期和绝经后女性健康保健策略的主要措施。

　　激素补充治疗作为一种医疗措施，要在年龄小于 60 岁，绝经时间小于 10 年有适应证、无禁忌证的围绝经期和绝经女性启动治疗。

　　适应证主要有以下 3 种情况：

　　（1）有绝经相关症状，如潮热、出汗、睡眠障碍、疲倦乏力、情绪障碍（烦躁焦虑、情绪低落等）。

　　（2）有绝经生殖泌尿综合征，包括外阴阴道干涩、瘙痒、性交痛、反复发作尿路感染、尿频尿急、夜尿增多等。

　　（3）存在骨质疏松症的危险因素及绝经后骨质疏松症。

　　更年期（绝经期）女性，如出现上述情况时，需要去医院妇科更年期（绝经期）专病门诊，医生会给您做一个简单的评分，国内外通常用改良 Kupperman 评分来评估更年期（绝经期）综合征的严重程度，如果评分 6 分以下为正常，6～15 分轻度，中度 16～30 分，重度为 30 分以上。当更年期（绝经期）患者评分为 6 分以上时，如没有激素治疗禁忌证，就可以启动激素补充治疗。

建议：

　　更年期（绝经期）对于女性来说是一个正常的生理过程，大部分人可以平稳度过，仅有 10% 会感到特别不适，出现上述症状，严重影响生活质量时，可以在医生指导下进行治疗。

68 哪些人不可以用绝经激素补充治疗（MHT）

MHT 作为一种医疗措施，应在有适应证且无禁忌证的前提下进行。MHT 的治疗目的是缓解绝经相关症状，预防骨质疏松和心血管系统疾病。在历史上该疗法在国外有些地区被滥用，有些女性在没有适应证的情况下自行使用，不仅没有起到心血管系统保护作用，还增加了乳腺癌发生的风险。

不可以用绝经激素补充治疗的情况如下：

已知或怀疑妊娠；原因不明的阴道出血；已知或可疑患乳腺癌；已知或可能患有性激素依赖性恶性肿瘤；最近 6 个月内患活动性静脉或动脉血栓栓塞性疾病；严重肝肾功能不全；血卟啉症；耳硬化症；现患脑膜瘤（禁用孕激素）。

建议：

在使用 MHT 前需咨询专业医生，慎重评估使用MHT 的利弊后，再制订治疗方案，不可以盲目自行使用。

69

绝经激素补充治疗（MHT）如何选择药物

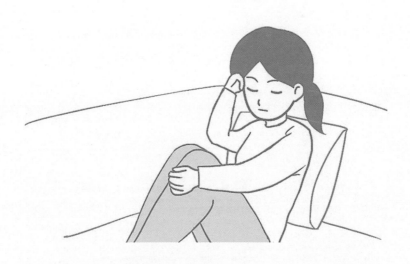

　　绝经激素补充治疗的原则是个体化给药，用药剂量要从最低有效剂量开始逐渐调整，尽量选用天然的或接近天然的激素，有子宫者一定要加用孕激素，保护子宫内膜。子宫已切除的女性，一般只需要补充雌激素。

　　常用的给药途径有 3 种：口服、经皮和经阴道给药。口服给药最常用、最方便；经皮给药可避免肝脏首过效应，减少对肝脏合成蛋白质及凝血因子生成的影响，更适用于有肝脏和胆囊疾患以及有血栓风险的患者；经阴道给药仅适用于只需要缓解泌尿生殖道萎缩症状的患者。只要掌握好用药的适应证和禁忌证，按照用药原则在医生的指导下规范地用药和监测，激素补充治疗是安全的。

建议：

对于绝经激素补充治疗（MHT）药物的选择，需要去医院，由专病门诊的医生，给予充分评估，必要时进行相关的检查，排除药物使用禁忌证，规避药物治疗风险，选择最合适的治疗方案，这样既改善了症状，又获得了最安全的药物治疗。

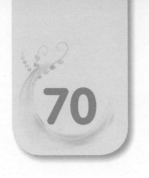

70

哪些药可以用于治疗绝经期综合征

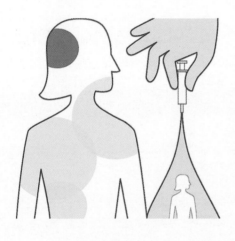

绝经激素补充治疗是缓解更年期（绝经期）症状的最有效疗法，绝经相关的血管舒缩症状、泌尿生殖道萎缩症状、关节肌肉痛、睡眠障碍等都能得到改善，可以同时促进性生活和改善总体生活质量。

对于可以应用激素治疗的更年期（绝经期）综合征的女性，主要药物为天然的或接近天然的雌、孕激素。

常用的天然雌激素有 17β-雌二醇、戊酸雌二醇、结合雌激素等。常用的天然孕激素有微粒化黄体酮、地屈孕酮等，对乳腺刺激最小。雌孕激素复方制剂有复合包装的雌二醇片加雌二醇地屈孕酮片、戊酸雌二醇加环丙孕酮、戊酸雌二醇屈螺酮等。组织选择性雌激素活性调节剂：替勃龙等。经皮雌激素，有雌二醇凝胶、雌二醇皮贴等。还有经阴道雌激素，如阴道普罗雌烯、阴道结合雌激素、雌三醇乳膏等。上述雌、孕激素或者雌、孕激素复方制剂，要根据患者的症状、绝经时间、主观意愿，以及是否做过手术等综合评估后进行选择。

另外，对于不适合应用雌孕激素或者不愿意应用激素补充治疗的更年期（绝经期）综合征女性，某些中成药如香芍颗粒、坤泰胶囊等对缓解潮热、出汗症状、睡眠障碍及精神神经症状也有效，某些植物药如莉芙敏也对缓解上述症状有效。

建议：

在进行全面更年期（绝经期）评估和全身体检后，结合评估结果、治疗目标以及主观意愿，如果在更年期（绝经期），即40岁以后，停经少于1年，刚开始月经紊乱，可以单用孕激素治疗。

如果月经紊乱合并有更年期（绝经期）症状，需要雌激素加孕激素治疗。

如果因病子宫切除了，那就单用雌激素。

仅仅有阴道及泌尿道症状，那就阴道局部用药就可以了。

总之，用药需要在专科医生指导下，个体化选择药物治疗，这样可以取得最大的好处，而风险最小。

71 哪些中成药适用于更年期（绝经期）综合征

中医讲究辨证论治，根据四诊（望、闻、问、切）情况，有针对性地遣方用药。

常用治疗更年期（绝经期）综合征的药物有：左归丸、右归丸、杞菊地黄丸、六味地黄丸、坤泰胶囊、逍遥丸、舒肝解郁胶囊、女珍颗粒、定坤丹等等可在医生指导下使用。

肾阴虚证：症见于经断前后、头晕耳鸣、腰酸腿软、烘热汗出、失眠多梦、舌红、苔少、脉细数，可用六味地黄丸或左归丸。若虚火上炎，症兼有虚火牙痛、五心烦热、口燥咽干者，可用知柏地黄丸；若肝肾阴虚，症兼有两目昏花、视物模糊、眼睛干涩、迎风流泪等，可用杞菊地黄丸。

肾阳虚证：症见于经断前后、头晕耳鸣、形寒肢冷、腰酸膝软、腹冷阴坠、小便频数或失禁、带下量多、月经不调、量多或少、色淡质稀、精神萎靡、面色晦暗、舌淡、苔白滑、脉沉细而迟，可用右归丸（胶囊）。

心肾不交证：症见于经断前后、腰膝酸软、头晕耳鸣、烘热汗出、心悸怔忡、心烦不宁、失眠多梦、甚至情志失常、舌红、苔少、脉细数，可用坤泰胶囊。

　　肝郁脾虚证：症见于胸胁胀痛、头晕目眩、口燥咽干、神疲纳少，或月经失调、乳房胀痛、脉弦而虚，可用逍遥丸；症见于情绪低落、兴趣下降、迟滞、入睡困难、早醒、多梦、紧张不安、急躁易怒、食少纳呆、胸闷、疲乏无力、多汗、疼痛、舌苔白或腻、脉弦或细，可用舒肝解郁胶囊。

　　肝郁有热证：症见于潮热、烦躁易怒、或汗出、或头痛目涩、或颊赤口干、或月经不调、少腹胀痛，或小便涩痛、舌红、苔黄、脉弦虚数，可用加味逍遥丸（丹栀逍遥丸）。

建议：

　　应当在医生指导下使用，最好经医生的号脉，根据症候辨证施治效果会更加贴近病情，也能够达到调理的作用，进入更年期（绝经期），机体的各种脏器功能均会出现变化，应当进行体检后再实行药物的治疗，加之每个人的个体差异较大，选择药物时也应当慎重。

72

更年期（绝经期）综合征中医治疗及适宜者有哪些

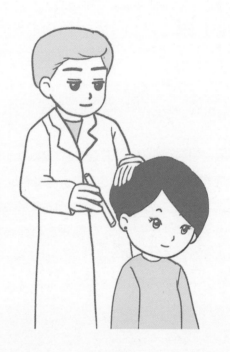

　　更年期（绝经期）症状中医称为"绝经前后诸症""郁证""脏燥""虚劳"等。黄帝内经《素问·上古天真论》曰："女子六七，三阳脉衰于上，面皆焦发始白，七七任脉虚，太冲脉衰少，天癸竭，故形坏而无子。"这一时期，女性会出现月经紊乱、烘热汗出、烦躁易怒、失眠头晕、耳鸣心悸、腰背酸痛、手足心热、面目浮肿、精神倦怠或尿频失禁等与绝经相关的症状。早在先秦时期就对更年期、绝经有了明确的时间定义。虽然没有"更年期（绝经期）综合征"的诊断，但在《伤寒论》中就记载有"百合病""脏躁"，除此，还有"梅核气"等病中均可体现更年期（绝经期）综合征之表现。

历代医家对绝经前后诸症的病因病机和辩证分析都非常精准和详细。至于治疗，《黄帝内经》中的"半夏秫米汤"至今还是治疗更年期失眠的一张良方。至汉代《伤寒论》治疗绝经前后诸症的著名经方更加丰富，如甘麦大枣汤、百合地黄汤、半夏厚朴汤、黄连阿胶汤、栀子豉汤等等均是效如桴鼓、覆杯而愈的验方。

更年期（绝经期）中医通过辨病辨证给药，配合针灸、推拿等特色疗法，辅以调节心理状态、指导生活方式等综合治疗，对缓解临床症状、提高生活质量有显著疗效。更年期（绝经期）综合征中医治疗方法多样，效果显著且不良反应率低。包括内治和外治，有以下几个方面：

内治（辨证论治）：更年期（绝经期）以肾虚为本，在治疗上应注意调理肾阴肾阳，使之恢复平衡。若涉及其他脏腑者，则兼而治之。

外治：

（1）针灸疗法：

体针：主穴取关元、三阴交、肾俞、太溪等穴位。以毫针常规刺入，用补法或平补平泻，阳虚可加灸。

耳针：取皮质下、内分泌、内生殖器、肾、神门、交感。每次选用 2～3 穴，可以毫针刺入、埋针或压丸。

（2）推拿疗法：顺时针摩腹至腹部透热；后在膻中、中脘、气海、关元穴行一指禅推法或点法，每穴 1 分钟；后在脊柱两侧膀胱经行按揉法 2～3 次；后在厥阴俞、膈俞、肝俞、脾俞、肾俞行一指禅推法或拇指按揉法，每穴 1 分钟；后在背部督脉、膀胱经和腰骶部行擦法至透热；后在颈项部行推拿法 2 分钟；最后从印堂至神庭穴、印堂至太阳穴各推 5～10 次，并点按百会、印堂、太阳穴，每穴 1 分钟。

（3）足浴：医学典籍记载"人之有脚，犹似树之有根，树枯根先竭，人老脚先衰"。足浴具有改善血液循环、促进新陈代谢、消除疲劳、改善睡眠、增加抵抗力、养生美容等功能。

（4）穴位贴敷：取五倍子与桂枝，按 2：1 的比例研末，醋调匀后取 3.5 克，置于 1.5 寸见方的纱块上，约钱币大小，0.5 厘米厚，外敷于肺俞穴，对于更年期（绝经期）盗汗的症状有缓解作用。每日 1 次，2 日为 1 个疗程。朱砂 5 克，研成细粉，用纱布块涂上少许糨糊再黏上朱砂，分别贴在患者双侧涌泉穴上，用胶布固定。每晚睡前先用热水泡脚，然后做足底按摩几分钟后再贴药，每日治疗 1 次，可连续应用。适用于更年期（绝经期）综合征失眠心悸者。

（5）药枕：取云苓 50 克，菊花 80 克，钩藤 80 克，竹叶 50 克，灯芯草 50 克，琥珀 20 克，薄荷 30 克，玫瑰花 50 克，做成药枕，每次睡前可在枕下稍许加热，以助药气上蒸，连续使用 1 个月，更新枕芯 1 次。

（6）起居与调护：中医认为情绪稳定乐观，注重饮食调养，适量体育运动，定期检查身体。

中医治疗更年期（绝经期）综合征，有着悠久的历史、系统的理论、有丰富而有效的经验积累。近年来的研究也表明，除合并有严重胃病、中重度肝肾功能不全或合并严重器质性疾病者，大多数更年期女性可以使用中医治疗，但应当在医生指导下。

建议：

更年期（绝经期）属于生理的正常过程，当女性出现更年期（绝经期）综合征，严重不适时，采用西医治疗效果不佳时，或者在使用西医治疗的同时可以寻求中医师的帮助，毕竟祖国医药是瑰宝，通过辨证施治，中药的调理，尤其是一些中成药，对于调理情致，舒缓症状有一定的功效，共同调理，症状缓解会更加顺利，调理的效果可能会更加明显，中医的经络调理和针灸等治疗也有独到之处，能够使女性顺利度过更年期（绝经期）这一生理的特殊阶段，对未来生活更加有信心。

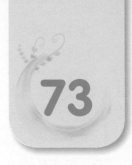

73

绝经激素补充治疗（MHT）会增加血栓风险吗

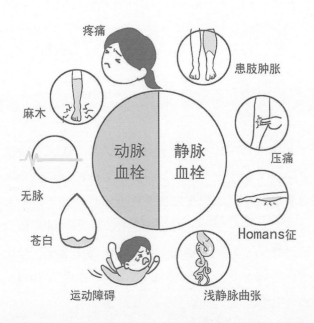

血栓在 60 岁以下的健康女性中很少见，专家们之所以推荐在"窗口期"开始激素补充治疗，就是为了最大限度地规避血栓的风险。

对于年龄在 60 岁以下，绝经 10 年内且无心血管系统疾病的女性，激素补充治疗不增加冠状动脉粥样硬化性心脏病和卒中的风险。

对于年龄 ≥ 60 岁，绝经超过 10 年，已经有冠心病的或者已患血栓女性，补充雌激素后反而会增加附壁血栓脱落的风险，因此一般不启动 MHT。

静脉血栓栓塞症的风险随年龄增长而增加，且与肥胖、吸烟、长期卧床或制动、静脉血栓病史及易栓症家族史相关。有静脉血栓病史的女性禁用口服雌激素治疗。

所有更年期（绝经期）绝经后女性开始 MHT 前均需对上述血栓形成的高危因素、静脉血栓栓塞病史以及家族史进行详细了解和评估，对于血栓高风险需要激素治疗，应用经皮雌激素加天然或者接近天然的孕激素不增加血栓的风险。

如既往有静脉血栓病史或易栓症家族史者，必要时行易栓症相关筛查，并咨询血管外科或呼吸科专科医生共同评估。

建议：

激素治疗需要在医生指导下，在更年期（绝经期）的女性，需要合理的锻炼，控制体重在正常的 BMI 范围内，治疗高血脂、高血压及糖尿病，合理的选择激素的剂型，注意启动用药的时间，避免增加血栓的风险。

74 绝经激素补充治疗（MHT）会增加癌症风险吗

　　癌症有多种，绝经激素补充治疗与常见癌症的关系部分还在研究中，MHT可降低结肠癌和直肠癌的发生风险，可能会降低胃癌的发生风险，与肝癌之间无明确相关性，不增加肺癌的风险，不增加宫颈癌的风险，与卵巢癌的风险关系不明确。

　　对于有子宫的女性，单用雌激素会增加子宫内膜癌的风险，在予以激素补充治疗时，必须添加足量、足疗程的孕激素保护子宫内膜。雌孕激素联合治疗后不会增加子宫内膜癌的风险。

MHT 引起的乳腺癌风险很小，使用 5 年以内风险没有明显增加，但使用 5 年以上略微增加，大概每年每 1 万人增加 8 例（不到 1‰），属于小概率事件，低于常见不良生活方式引起的乳腺癌风险（如肥胖、饮酒、缺乏规律锻炼等）。乳腺癌风险增加主要与激素补充治疗方案中添加的合成孕激素有关，天然孕激素不增加乳腺癌风险。单用雌激素者不增加乳腺癌风险，对于子宫已切除者，单用雌激素即可。

应当注意的是如果患乳腺癌的女性，应禁用激素补充治疗。

建议：

MHT 需要去正规的妇科更年期（绝经期）专病门诊，在医生评估，排除治疗禁忌证后，安全使用。

对于乳腺癌高危人群，在妇科更年期（绝经期）专病门诊和乳腺科医生共同讨论后，给予合适的药物，增加随访次数，可以规避乳腺癌风险，但是强调，乳腺癌患者是激素治疗禁忌证，不能用激素治疗。

总之，在正规医院的妇科更年期（绝经期）专病门诊和医生的指导下，根据国内外诊疗指南推荐，规范进行绝经激素补充治疗，不会增加风险。

75

更年期（绝经期）
激素补充治疗后会
发胖吗

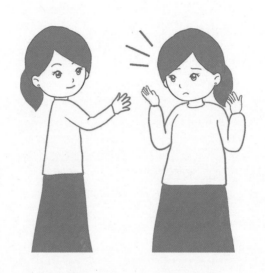

　　雌激素能促进和维持典型的女性脂肪分布，使脂肪组织蓄积在皮下脂肪库中，而腹腔内脂肪组织仅适度积聚。

　　更年期（绝经期）女性绝经后雌激素水平明显下降，会引起体重增加，并且引起脂肪重新分布。研究发现，内脏脂肪在绝经4年内增加明显。因此，绝经后发胖、腹部脂肪增加与雌激素减少有关，并不是补充雌激素引起的。相反，雌激素补充治疗后可减少腹部脂肪堆积，降低2型糖尿病的发病率，完

全不用担心绝经激素补充治疗会引起发胖，而是应当学会健康的生活方式和体重管理。吃了会发胖的激素是肾上腺糖皮质激素，不是绝经女性补充的雌、孕激素，不是一回事儿，不用担心。

有研究显示：绝经后腹部脂肪增加可以通过雌激素治疗，并且随着总体脂肪量的减少，胰岛素敏感性提高，2 型糖尿病的发病率更低。

建议：

平时做好体重管理，养成良好健康的生活方式。

适度的锻炼，加强运动，也可以将多余的能量消耗。

在服用激素治疗时需要按照医嘱进行服药，不可随意停药减量。

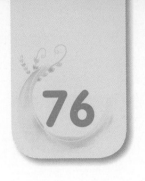

76

子宫肌瘤可以用雌、孕激素治疗吗

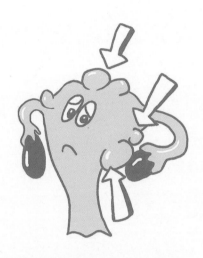

它是女性最常见的良性肿瘤

有子宫肌瘤的女性补充雌、孕激素要慎重，但并不是禁用，在应用前和应用过程中要咨询医生，确定应用的时机和方式，同时需要增加随访的次数。如2～3个月做1次B超，了解肌瘤增长情况，并且应用最低剂量的雌激素，以改善患者症状而不刺激肌瘤长大。一般＜3厘米的肌瘤安全性较高，可以使用；＞5厘米的肌瘤风险可能会增大，肌瘤3～5厘米患者根据情况综合判断。有子宫肌瘤患者，选择口服雌激素比经皮雌激素更安全。

因子宫肌瘤行子宫切除术或肌瘤剔除术后的女性，可以应用 MHT。如果随访中肌瘤长大超过 5 厘米，或者肌瘤迅速长大，需要停药观察肌瘤情况，并排除肌瘤变性可能。

建议：

对于子宫肌瘤激素治疗问题，在国内外相关指南中均为慎用，也就是可以用，雌激素要促使肌瘤增大，血中的浓度要达到 40～50 ng/L，而激素补充治疗的药物剂量在 40 ng/L 以下，不会刺激肌瘤增长，但是在用药过程中，需要增加随访次数，观察肌瘤局部的血流速度。如果增长快速，那需要停药。观察肌瘤情况，如果肌瘤还在长大，可能肌瘤本身有问题，需要手术治疗。

77

子宫内膜异位症可以用雌、孕激素治疗吗

对于子宫内膜异位症，顾名思义，是子宫内膜长到子宫以外的地方，是激素依赖性疾病，在雌激素的作用下，它会增长，补充雌、孕激素要慎重，但也并不是禁用，有严重更年期（绝经期）症状者应当咨询医生，共同确定应用的时机和方式，同时需要增加随访的次数。

子宫内膜异位症患者自然绝经后需要绝经激素补充者，雌激素建议使用最低有效剂量，使用雌、孕激素连续、联合方案或替勃龙治疗为宜，不建议使用雌孕激素序贯疗法。

建议：

目前的激素治疗剂量很小，不会刺激子宫内膜异位细胞的增长；其次，连续、联合雌孕激素治疗或者给予组织选择性女性激素活性调节剂替勃龙，在子宫内膜上它是孕激素样作用，不增加子宫内膜异位症复发的风险。所以子宫内膜异位症在医生指导下并不禁用激素治疗。

78

更年期（绝经期）月经失调（异常子宫出血）有哪些特点

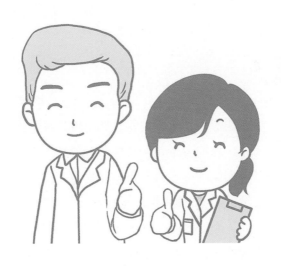

更年期（绝经期）女性由于卵巢功能的不断衰退，卵泡的数量及质量不断下降，剩余卵泡往往对脑垂体分泌的激素反应性低下，卵泡发育受阻，而不能排卵，同时由于卵巢排卵功能明显衰退，孕激素分泌减少，可导致子宫内膜受单一雌激素作用而无孕激素对抗，子宫内膜发生脱落从而引起雌激素突破性出血或撤退性出血。

其他一些因素如精神过度紧张、环境改变、过度劳累、营养不良以及全身性疾病均可致卵巢功能失调，也可出现一系列月经失调表现。

表现为子宫不规则出血，月经周期紊乱，经期长短不一，出血量时多时少，有时少量淋漓不尽，数月不止，有时大量出血。出血期间一般无腹痛或其他不适，出血量多或时间长时常继发贫血，大量出血可导致休克。

建议：

平时多注意自己月经周期和经期的长短、出血量的变化，是否伴有腹痛等其他症状，尤其是月经出血量多或经期长，出现头晕乏力，注意力不集中，皮肤黏膜苍白，耳鸣等贫血症状需及时就医。

更年期（绝经期）肿瘤发生率增加，有异常阴道流血或者白带带血，内裤上分泌物有异常发现时，应当及时到医院就诊。

79

更年期（绝经期）月经失调（异常子宫出血）怎么办

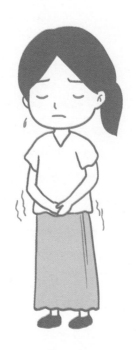

　　当更年期（绝经期）女性出现月经失调（异常子宫出血），需要及时就诊。详细告诉医生疾病发生的状况，包括全身情况以及月经异常史，通过全身检查和妇科检查判断异常出血的原因，出血的部位，是否来源于宫腔，排除妊娠原因及全身性的

疾病如血小板减少症、再生障碍性贫血、白血病等，同时了解生殖系统有无器质性病变如生殖器官肿瘤、感染等。

进行各类辅助检查如诊断性刮宫和子宫内膜病理检查达到止血和明确诊断的目的；血液及激素测定；超声检查、宫腔镜检查可帮助明确引起子宫出血的其他因素等。

建议：

由于经期长及经量多，除一般止血措施外，可以酌情选用激素或刮宫止血等措施，如有贫血也会给予补血治疗。

保持情绪稳定心情舒畅，个别人在月经期有下腹发胀、腰酸、乳房胀痛、轻度腹泻、容易疲倦、嗜睡、情绪不稳定、易怒或易忧郁等现象，均属正常，不必过分紧张。

注意卫生，预防感染，尤其是外生殖器的卫生清洁，月经期避免性生活，内裤要柔软、棉质，通风透气性能良好，勤洗勤换，换洗的内裤要放在阳光下晒干消毒。

注意保暖，避免寒冷刺激，避免过劳。

适当参加体育活动，可以调节大脑皮质的兴奋和抑制过程，改善人体的机能。

不宜吃生冷、酸辣等刺激性食物，多补充牛奶、鸡蛋等高蛋白食物增加营养。

80

为什么更年期（绝经期）异常子宫出血多次手术（诊刮术）效果不佳

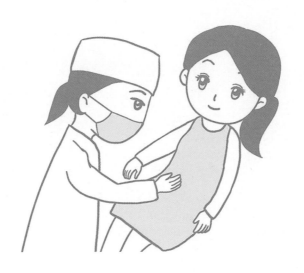

　　更年期（绝经期）异常子宫出血行诊刮术的目的是给予及时止血，与此同时，诊刮术取的组织也可以了解子宫内膜有无病变，若无子宫内膜癌或癌前病变，可用孕激素调经处理，或局部用孕激素治疗。

　　更年期（绝经期）可能不排卵，长期雌激素刺激，而无孕激素拮抗，所以出现月经紊乱，需补充孕激素拮抗体内雌激素。

对于年龄 ≥ 45 岁、长期不规则子宫出血、有子宫内膜癌高危因素（如高血压、肥胖、糖尿病等）、B 超提示子宫内膜过度增厚回声不均匀、药物治疗效果不显著者应进行诊刮术并行病理检查，有条件者首选宫腔镜直视下活检。

注意有无未按时按量服药的情况，或者药物漏服现象等导致病情迁延的情况。

 建议：

若因异常子宫出血多次手术（诊刮术）效果不佳，需及时就医，找出血原因。

更年期（绝经期）后有发生肿瘤的风险，应当找出病因，对药物治疗效果不显著，反复诊刮病因不明确，处于不宜激素治疗的高风险人群，贫血严重无再生育要求者建议行子宫切除术。

没有明确是否有器质性病变者，不可盲目使用性激素治疗。

81 萎缩性阴道炎发生的原因与治疗

　　萎缩性阴道炎指更年期（绝经期）女性雌激素下降，阴道局部抵抗力减弱引起的致病菌过度繁殖的炎症。

　　萎缩性阴道炎时，阴道壁细胞萎缩，黏膜变薄，阴道上皮细胞内糖原水平下降，而引起阴道内 pH 值升高，防御能力下降，使阴道内的正常菌群紊乱，发生以需氧菌感染为主的阴道炎症。常致阴道干涩、性生活疼痛、反复阴道感染等常见泌尿生殖道症状，并随绝经时间的延长而增加。

　　主要症状为外阴灼热不适、瘙痒，阴道分泌物稀薄，呈淡黄色，感染严重者阴道分泌物呈脓血性。可伴有性交痛。妇科检查时，见阴道黏膜皱襞消失、萎缩、菲薄。阴道黏膜充血，有散在小出血点或点状出血斑，有时见浅表溃疡。

　　治疗原则为：

　　（1）补充雌激素增加阴道抵抗力。萎缩性阴道炎的基本病因是体内雌激素缺乏，给予少量雌激素药物，可使萎缩的阴道上皮细胞增生，成熟，阴道黏膜增厚，阴道内 pH 值降低，酸度升高，有利于抑制细菌的生长。对于无禁忌证的更年期（绝经期）女性雌三醇软膏或栓剂局部应用，不仅迅速有效，而且可减少胃肠道不良反应，减少雌激素进入血液吸收。

（2）抑制细菌生长。阴道局部应用抗生素抑制细菌生长。常用甲硝唑栓具有良好的抗菌作用，阴道局部治疗，但不能使患者萎缩的阴道黏膜细胞增生，不能从根本上治疗。

采用甲硝唑和外用雌激素联合治疗能提高疗效，降低复发率，改善阴道健康状况并且无明显的不良反应。

早期发现和个体化药物治疗，或非药物治疗对于提高更年期（绝经期）女性生活质量，预防症状加重是必要的。

建议：

根据阴道及外阴局部的状况，以及更年期（绝经期）女性的个性化症状可以对症治疗。

如果仅仅是阴道干涩，可用非激素阴道润滑剂和保湿剂。

外阴瘙痒，白带异常需要到妇科门诊就诊，根据检查情况实施治疗。局部给予雌激素及抗生素治疗。

需穿棉质内裤，保持外阴清洁，及时更换内裤。

加强锻炼，提高全身及阴道局部的抵抗力。

无炎症时不应使用清洁剂盥洗阴道。

82 尿道口长了新生物是癌症吗

尿道口长出新生物，大多情况发生在 50 岁以上的更年期（绝经期）女性，常伴有尿道出血，还会有尿频、尿急、尿痛、血尿等症状出现，但也有些人没有症状，仅仅在洗外阴或洗澡时，发现尿道口有异物生长。

女性尿道口的新生物，最常见的是尿道肉阜也称为尿道肉芽肿或血管息肉，是女性尿道末端的良性息肉样肿瘤，不属于癌症。通常位于尿道口后方。它好发于更年期（绝经期）或绝经后女性，也是常见的泌尿道疾病。

尿道肉阜发生可能与雌激素缺乏、尿道外口及外阴部慢性炎症刺激、创伤、某些尿道疾病如尿道出口梗阻、尿道旁腺破裂和尿道黏膜脱垂外翻等因素有关。常用的治疗方法：

药物及物理治疗：

雌激素治疗。肉阜周边用外用雌激素制剂涂抹。

激光治疗。激光是 20 世纪末治疗局部疾病比较有价值的技术。对药物治疗效果较差者，以及出血偏多者治疗效果较好。具有治疗时间短，出血量少甚至不会出血，手术前后疼痛都轻，不良反应也不多，创面恢复速度也快，同时防止发生感染的优点。缺点是这种治疗方法的复发率很高。

中西医治疗方法。适用于严重的肉阜患者，巩固手术治疗效果。主要选用五倍子汤治疗，可以起到抗炎及止痛作用，促进微循环和溃疡恢复，消除血肿，更好地活血祛瘀，利于创面的恢复。

手术治疗：尿道肉阜虽属良性病变，但长期脱出于尿道口外尤其当肉阜较大时往往有下坠感，并常伴有尿道刺激症状，局部触痛，可以考虑予以切除。

建议：

更年期（绝经期）女性随着年龄的增长，肿瘤容易高发，发现尿道口长肿物需要及时去医院就诊。

应该定期体检，以达到早期发现、早期诊断、早期治疗。

注意个人卫生，及时更换内衣内裤，保持外阴清洁、干燥。

积极参加锻炼，增强体质，提高自身免疫力。

第六篇

调理锻炼

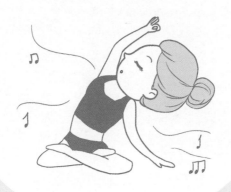

83 更年期（绝经期）调理保健如何入手

女性是家庭的重要的支撑，面对更年期（绝经期）的到来，除做好健康保健工作外，提高生活质量是女性的愿望，更是配偶、子女、家庭和社会的共同的期盼。修身养性，从容面对，摆正位置，保持好的心态更加重要，一切在于自身的调理。

 建议：

（1）健康生活方式：规律生活作息，按时休息，按时起床，按时吃饭；积极参与社交活动，充实生活内容；保持开朗、乐观的情绪和积极向上的生活态度；改变不良生活习惯，避免熬夜、暴饮暴食、憋尿、久坐等；不吸烟、避免二手烟，限酒。

（2）营养管理：饮食搭配合理，不挑食捡食，注意优质蛋白质的摄取，调节更年期（绝经期）不适症状；预防心脑血管疾病；避免出现骨质疏松，预防骨丢失。

（3）控制体质量：注重于控制和维持适宜的体质量，体质指数（BMI）18.5～23.9 kg/m^2 为正常，腰围应＜80 cm。体质量过高容易引起心脑血管及代谢性疾病，低体质量容易引起骨质疏松症。因此，更年期（绝经期）女性的体质量应维持在一个合理的范围内。

（4）适当运动：更年期（绝经期）女性应坚持户外运动和晒太阳。应每周至少能够坚持150分钟中等强度的有氧运动，每周至少进行2～3次肌肉张力锻炼，以增加肌肉量和肌力，选择适合自己的运动方式及强度，并根据情况进行调整。

（5）合理避孕：更年期（绝经期）女性虽然卵巢功能开始衰退，生育能力下降，仍可出现排卵发生意外妊娠，仍然需要注意避孕。明确诊断绝经者，可以停止避孕。和谐的性生活有利于更年期（绝经期）女性身心健康，增进夫妻感情，促进家庭和谐。对于绝经后阴道干涩及性欲减退的女性可在专业医生指导下选择性激素治疗、非激素治疗和性心理治疗等。

（6）心理健康：更年期（绝经期）女性出现心理变化时，要建议其及时向医生、朋友或亲人倾诉烦恼，保持乐观向上的心态面对问题，尽量保持平和心态，必要时可以求助心理医生进行精神支持和疏导。

84 更年期（绝经期）身体营养需求有哪些

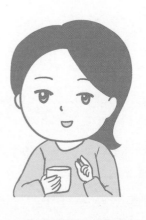

女性进入更年期（绝经期）后，随着卵巢功能的减退，体内的雌激素水平的呈急剧下降，一方面，钙的吸收率大大下降，骨质疏松风险明显增加；另一方面，雌激素下降，也会影响胰岛素的代谢，导致脂质代谢、糖代谢异常，有可能增加冠状动脉粥样硬化性心脏病等心血管疾病，以及糖尿病等代谢性疾病的发生风险。

合理的营养是更年期（绝经期）保健的最有效措施之一。食物提供给人体的不仅是比较全面的营养成分，还有满足人体需要的营养供应。良好的营养环境是以适量和平衡的饮食为基础的。更年期（绝经期）的营养保健方面，主要依据于体内的营养需求，应当注意适当的体重控制；改善更年期（绝经期）不适症状；预防心脑血管疾病；避免骨丢失太快，而加速骨质疏松。

建议：

　　适量饮食，均衡膳食，保证各种营养素的全面均衡；限制脂肪类食物，控制高脂肪及油炸食品的摄入；补充充足的钙和维生素D，防止骨质流失，牛奶中的钙是很好的钙的来源，应保证每天喝牛奶，也可以喝酸奶；补充充足的蛋白质，尽量选择鸡蛋、牛奶、鱼虾等优质蛋白质，可以有效延缓肌肉衰减；调整碳水化合物来源种类，可多选择富含膳食纤维的全谷类、薯类、蔬菜及低糖水果；饮食调整应当注意少吃零食、少喝含糖饮料，控制能量摄入，保持适当的体重；饮食应定时定量、细嚼慢咽；拒绝在压力下或者焦虑期用进食缓解；避免一边看电视一边进食，可以适当吃些坚果，尽量食用易消化餐点。均衡的营养，有益于身心的健康。

85 如何制订更年期（绝经期）女性食谱

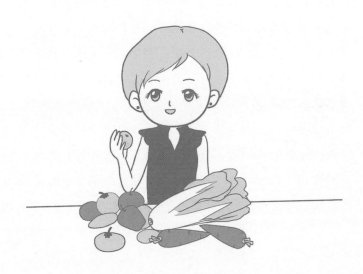

更年期（绝经期）女性的饮食原则是：能量摄入与能量消耗相对一致；蛋白质质量好，数量足够但不过量；饱和脂肪酸含量少；维生素和矿物质充足而平衡。食物多样是平衡饮食的关键，谷物为主是平衡膳食的重要特征，应注意荤素搭配、粗细搭配、蔬菜和水果适量，不能相互代替，也要注意红肉的补充。

《2016年版中国居民膳食指南》中国居民饮食金字塔为每

天的膳食应包括谷薯类、水果类、畜禽鱼蛋奶类、大豆坚果类食物，平均每天摄入 12 种以上食物，每周 25 种以上，每天摄入谷薯类食物 250～400 克，全谷物和杂豆类 50～150 克，薯类 50～100 克。食物多样性是平衡饮食的关键，平衡膳食的重要特征是以多种成分为主。

饮食中增加蔬菜和水果：多吃蔬菜和水果有助于达到每日营养素和膳食纤维的摄入量目标，而且不增加额外的能量摄入。新鲜蔬果中的抗氧化剂能降低心脏病发作的风险。并且五颜六色的水果和蔬菜往往营养最丰富。

食物和饮料中不要添加糖或甜味剂：尽量选择新鲜天然的水果，更年期（绝经期）女性每天摄入 1 份半水果。需要注意的是许多果汁含有非常高的热量，在喝果汁时加入足量冰块，这样既可以稀释热量，同时能摄入更多水分，食用时应当注意温度适宜。

选择全谷物食品：谷类（如面包、饼干、米饭或面食）的最佳摄入量是 140～170 克，其中至少有 85 克全谷物。大量健康研究证实，摄入全谷物食品可以降低心血管疾病、糖尿病、高血压和结直肠癌的风险，也有助于减轻体重。

少吃加剧更年期（绝经期）症状的食物：如辛辣食品可能加重潮热，酒精或咖啡因可能会加重更年期（绝经期）睡眠障碍。

多吃鱼类：尤其是深海鱼类，每周至少 2 次。两份深海鱼（约 227 克）能提供健康剂量的 ω -3 脂肪酸，可以降低成年人猝死和心脏病死亡的风险，对更年期（绝经期）可能有益。

控制食盐摄入量：每日食盐总摄入量不超过 6 克为宜，可预防或帮助控制高血压。

 建议：

更年期（绝经期）女性食谱根据上述指南的要求制订，女性应保证营养素摄入均衡。应适当多吃优质蛋白质，如牛奶、瘦肉、鱼虾、大豆及其制品等，保证足量蛋白质的供应；多吃新鲜蔬菜水果，以保证维生素 C 和膳食纤维的摄入。根据女性更年期（绝经期）出现的不同症状，按照各类食物的特性，选择具有不同功效的食物进行调理。富含维生素 B 类的食物，如粗粮（小米、麦片）、豆类、瘦肉及牛奶等，能起到镇静安眠的功效；富含钙的食品，如豆干、豆浆、豆腐、牛奶、虾皮，以及海藻类食品等，可以补充更年期（绝经期）女性流失的钙，从而预防骨质疏松和骨折的发生风险；富含血红素铁的食物，如肉禽鱼类，以及含维生素 C、叶酸丰富的水果绿叶蔬菜，可以预防缺铁和贫血；富含维生素 A 及叶黄素的食物，如胡萝卜等，有助于维持正常视觉功能，维护上皮组织细胞的健康和促进免疫球蛋白的合成；富含维生素 E 的食物，如杏仁、榛子、花生、西兰花等，有益于血液流通。

86 更年期（绝经期）中医怎么进补

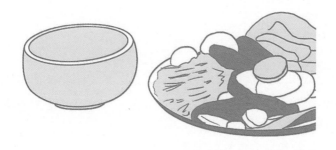

进补是指对（人体）所需要的营养成分进行补充的一种方法。从获益力度来分，可将进补分为3种。平补：指用甘平和缓的补益方药治疗体虚久病、病势发展较慢者，是一种缓补法。清补：清补是专指夏天的补养，它指选用具有一定驱暑生津功效的饮食，以补充人体的消耗。峻补：用强力补益药治疗气血大虚或阴阳暴脱的方法。因极度虚弱和危重证候时，非大剂量峻猛的补药不足以挽救垂危。

随着人们生活水平的提高，进补已深受人们重视。但人们仅仅认识到进补的重要性，却对如何科学进补、何时才要进补、补哪方面不是很清楚。其实对于不同人群，在不同季节，进补方式都是不同的。

对于进补，要看缺什么，从中医理论来说，阴虚者补阴，阳虚者补阳，气虚者补气，血虚者补血。如果一个人阴虚，那就需要补阴；如果阳虚，那就要补阳……此外，亦有"虚者补其母"之说，即根据五行相生的理论，确定五脏母子关系，生我者为母，所生者为子，用来治疗五脏虚症。如肾为肝之母，肝的虚症，不仅补肝，而且还须补肾。

建议：

进补这件事，其实没这么简单，不是吃些保健品就可以解决的。应当去正规医院，咨询专业的医生，辨清自己的体质，根据自己的体质，来选择适合自己的进补方式。《素问·三部九候论》："虚则补之，实则泻之"，虚的本意是指人体的基本物质的不足。如此可见，给虚者补充其所匮乏的物质，才叫作补。俗话叫作缺啥补啥，不缺就不需要补。因此，中医的诊疗过程是有一定的科学依据的，是因人而异的。

87

春季适合哪些药膳

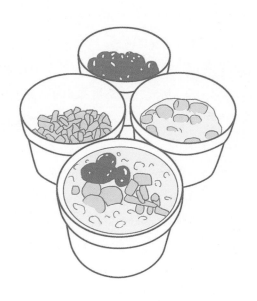

　　春属木，通于肝。中医认为，肝脏主藏血，主疏泄。春季饮食应注重疏肝养血。春天是升发的季节，人体的阳气，也应顺应着春天的阳气，向外升发。

　　春季饮食应遵循以下原则：可以适当食辛温食物，如香菜、葱、韭菜等，使得阳气升发。但应避免过于辛散阳气，要注意清淡。不要过度食用干燥、辛辣、油腻的食物，以免伤及脾胃。饮食宜注重疏肝养肝。过敏体质的人要慎食鱼、虾、蟹等容易引起过敏的食物。

 药膳推荐：

（1）金橘萝卜饮：将金橘 5 个洗净后去籽，捣烂。萝卜半个洗净，切丝榨汁。将金橘泥萝卜汁混匀，放入蜂蜜，调匀即成食用。该品可疏肝理气，解郁消胀。

（2）茉莉花粥：将茉莉花 20 朵、粳米 100 克淘洗干净。取锅放入清水，粳米，煮至粥将成时，加入茉莉花、白糖，再略煮即可。该品有疏肝理气和胃之功效。

（3）杞枣鸡蛋汤：选用枸杞子 30 克，红枣 10 枚，鸡蛋 2 只。将枸杞洗净，红枣洗净去核，一起放于砂锅中，加清水适量烧开后，加入鸡蛋煮熟，调味即可。此款药膳补肝肾、健脾胃、滋阴润燥、养血除烦。

（4）参黄豆汤：选取丹参 10 克，黄豆 50 克，蜂蜜适量。把丹参洗净，黄豆用水浸泡 1 小时。将丹参、黄豆放入砂锅中，加水适量煲汤，至黄豆烂，拣出丹参，加蜂蜜调味即可食用。可以补虚养肝，活血祛瘀。

88 夏季适合哪些药膳

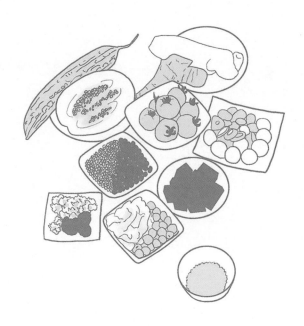

中医认为"暑热之邪易伤津耗气"，夏季的饮食应以清淡、苦寒、易消化的食物为佳，避免食用过于滋腻的食物，以避免阻碍脾胃运化。暑热较重时多吃苦味的食物能清泄暑热，增进食欲。

夏天的另一大邪气是湿邪，此时人们的脾胃功能比较低，大家会觉得胃口不好，容易腹泻，舌苔变白，所以可以多吃健脾的东西。比如藿香、莲子等。夏季暑热重，吃一点可以清热解毒的药物，比如菊花、金银花、荷叶等。还要注意补养肺肾，比如枸杞子、百合、桑椹、五味子等，避免出汗太多而耗伤津气。

 药膳推荐：

（1）荷叶粥：取大米 100 克煮粥，待粥熟后加适量冰糖搅匀，趁热将荷叶 30 克撕碎覆盖粥面上，待粥呈淡绿色取出荷叶即可食用。具有清暑热，利湿邪之功效。

（2）绿豆百合汤：将绿豆 300 克，鲜百合 100 克放入适量水，煮沸，撇去浮沫，改用小火煮至绿豆开花、百合瓣熟烂时，加入适量冰糖即可。该品可清暑泄热、益气生津。

（3）绿豆薏仁水鸭汤：把水鸭用开水焯一遍，凉水冲净后沥干水分；将水鸭和绿豆，陈皮放入锅中，放入清水用大火煮大约 20 分钟，除掉上面的油和沫，用小火熬 2 小时，加入食盐即可。可止渴、消暑、利尿。

秋季适合哪些药膳

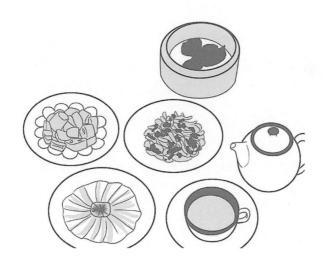

《黄帝内经》曰："秋三月，此谓容平。天气以急，地气以明……此秋气之应，养收之道也。"秋季起于立秋，终于霜降，自然界呈现阳气逐渐收敛，阴气渐生长的特点。秋季属肺，燥邪为盛。肺为娇脏，燥邪容易伤肺。此季饮食宜注重于养阴、讲究凉润。肺属五行中的金。在五行中，金对应的是颜色中的白色，因此白色食物可补益肺脏、益肺气。秋天白色食物都是润肺好帮手，如白鸭肉、核桃、百合、鲜山药、藕、荸荠、秋梨等清补柔润之品。祖国传统医学认为，金克木，肺气太盛可损伤肝的功能，故在秋天要"增酸"，以增加肝脏的功能，抵御过剩肺气之侵入。在秋季要少吃一些辛味的葱、姜、韭、蒜、椒等辛味之品，而要多吃一些酸味的水果和蔬菜。

 药膳推荐：

（1）川贝炖雪梨：雪梨洗净削皮切开去核掏空，成一个梨盅。放入几粒川贝和冰糖，盖上梨盖，用牙签固定。将雪梨放入碗中，加冰糖、水，隔水蒸30分钟即可。可润肺止咳。

（2）玉竹瘦肉汤：将玉竹15克、猪瘦肉100克加清水4碗，煎至2碗，用食盐、味精调味即成。可滋阴补肺，润燥止咳。

（3）莲藕、双豆、百合猪骨汤：将莲藕250～500克，赤小豆30～50克，眉豆30～50克，猪脊骨400克，鲜百合1个，陈皮1瓣，蜜枣1枚，加食盐适量炖煮即成。可以祛湿、润燥、清暑热。

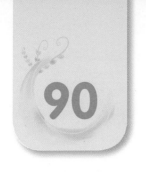

90 冬季适合哪些药膳

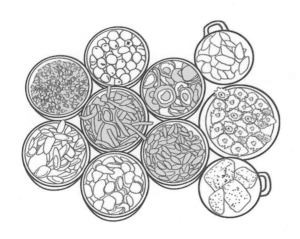

　　寒为冬季之主气，寒为阴邪，最易伤人阳气。《黄帝内经》记载：阳气者，若天与日，失其所则折寿而不彰。冬季主"藏"，是休养生息的季节，也是最佳的进补时机。

　　冬季饮食要注意养肾，此季可以使用具有温补作用的食物，以保护体内阳气不至于过度耗散。《黄帝内经》记载：秋冬养阴，冬季阳气潜藏于内，阴之为盛，人们饮食多以温热为主，以助散寒。但过量食用亦会煎熬阴液，造成阴阳失衡而丛生疾病。温补之余亦可以选择一些性质较为平和的食物，防止燥热之品食用过多而伤阴。

冬季饮食应少食咸味饮食，适当增加苦味饮食以养心气。冬季为肾经当令之时，肾水太旺时易克心火，咸入肾，苦入心。为了防止心火不足，在冬季应减咸增苦。苦味食物性质多偏凉，亦可制约冬季饮食中的温燥之性，防止"上火"。

 药膳推荐：

（1）当归、生姜、羊肉汤：将当归9克，生姜15克，羊肉500克，加入适量水炖汤，炖好后加入适量盐、葱，稍煮即成。该品可温中补虚，祛寒止痛。

（2）甘草、肉桂、牛肉汤：将牛肉500克洗净、切块、用沸水拖过；肉桂6克、甘草6克分别用清水洗净，将以上用料一齐放入砂煲内，加入清水适量，及八角、姜片、白糖等调料，武火煮沸后、改用文火煲3~4小时，调味供用。该品可补益脾肾，温中散寒。

91 更年期（绝经期）药食同源食品适宜的对象有哪些

"药食同源"是指许多食物既是药物也是食物，它们之间并无绝对的分界线，古代医学家将中药的"四性""五味"理论运用到食物之中，认为每种食物也具有"四性""五味"。祖国传统医学上很早就认识到食物不仅能提供营养，而且还能疗疾治病。《黄帝内经太素》有"空腹食之为食物，患者食之为药物"，反映出"药食同源"的思想。

2019年国家卫生健康委公布了87种药食同源食品的名单。主要有：山药、山楂、马齿苋、乌梅、木瓜、甘草、白扁豆、龙眼肉（桂圆）、决明子、百合、佛手、杏仁（甜、苦）、芡实、赤小豆、阿胶、麦芽、昆布、枣（大枣、酸枣、黑枣）、罗汉果、金银花、姜、枸杞子、砂仁、胖大海、茯苓、桑叶、桑椹、橘红、荷叶、莲子、菊花、紫苏、葛根、黑芝麻、蜂蜜、橘皮、薄荷、薏苡仁、覆盆子、藿香。

部分药食同源食品介绍：

（1）红枣：性温味甘，归脾、胃经。适用于胃虚食少，脾虚便溏等症。

（2）桂圆：性温味甘，归心、脾、胃经。适用于头昏，失眠，心悸怔忡，虚羸，病后或产后体虚，由于脾虚所致之下血失血症。

（3）枸杞：性平味甘，归肝、肾经。适用于虚劳精亏，腰膝酸痛，视力功能下降，眩晕耳鸣。脾虚有湿及泄泻者忌服。

（4）菊花：性微寒，味苦、辛，归肺、肝经。适用于风热表证，温病初起，目赤肿痛，目暗昏花，头目眩晕。体质寒凉者不适用。

（5）石斛：性寒、味甘淡微咸，归胃、肾经。用于津伤口渴，食少便秘，虚热不退，目暗昏花。不适用于虚寒湿重者。

（6）阿胶：性微温味甘，归肝、肾经。用于血虚萎黄、眩晕心悸、吐血衄血，便血崩漏，心烦失眠，燥咳少痰等证。脾虚湿盛者忌服。

92

更年期（绝经期）科学健身的原则是什么

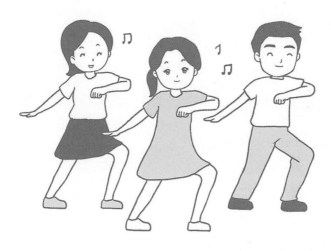

更年期（绝经期）女性的体力不同于青壮年，应根据自身生理和心理健康状况，结合个人兴趣爱好，确定适合自身，适当的运动方式、强度、时间及频率，进行有计划的周期性体育锻炼。

 建议：

锻炼遵循以下几个原则。

（1）因人而异：根据不同的年龄、体质、健康状况、运动基础、锻炼目的、兴趣与爱好……如对于工作压力大的女性，可首选步行、慢跑、有氧健身操、瑜伽等以健身、娱乐、休闲为主的运动方式；而身体肥胖的女性，若伴有高血压、糖尿病等疾病，可选择强度小，并能陶冶情操的运动方式，如轻松的慢步、简易广播体操、简易的园艺活动等，以伸展筋骨等。

（2）循序渐进：更年期（绝经期）女性进行体育运动要循序渐进。初次锻炼应该从小强度开始，运动的时间不宜太长，并在约6周之内维持此锻炼强度和时间，以确保锻炼安全和有效。此后可随着身体的适应性的提高，逐渐增加运动强度和时间。由简到繁、由易到难。应当遵循"百分之十"原则，每周运动强度或持续时间的增加一般不超过前1周的10%。

（3）持之以恒：每个人具体的运动时间还要根据自身的身体状况来确定。以健身为目的时，每次锻炼20～30分钟，每周3～4次是比较合适的。

（4）全面发展：更年期（绝经期）女性更适宜于耐力性活动，锻炼项目要多样化，如简单易行的散步、跑步、游泳、登山、中老年迪斯科、交谊舞、扭秧歌，深受现代女性喜爱的瑜伽、中国传统保健体育项目，如气功、太极拳、五禽戏、八段锦等。最佳运动频率最好是每天1次，由少到多、逐渐增加，贵在坚持，这样才能达到良好的效果。

93

运动对更年期（绝经期）的价值及适合的运动种类

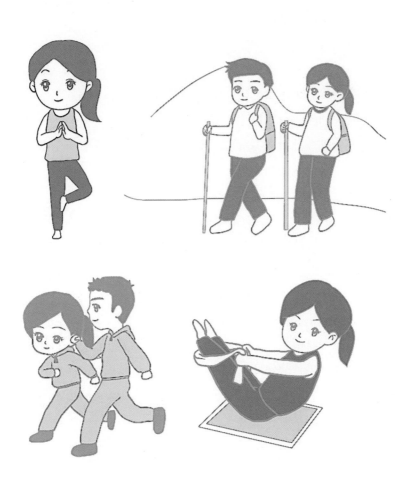

更年期（绝经期）女性，随着年龄的延续，雌激素水平的下降，同时基础代谢率相对降低，容易造成脂肪的堆积。超重和肥胖是诱发许多疾病的危险因素，如高血压、冠心病、糖尿病等。更年期（绝经期）女性，更应该坚持适当的运动，有助于：

（1）增强心肺功能，使心肌收缩力增强，心脏储备力提高；增加肺通气量，提高氧运输能力；改善心肌代谢，改善血管弹性，降低高血压、心脏病发病风险。

（2）促进骨骼代谢，增强肌肉力量，保持韧带弹性，改善关节的稳定性和灵活性。

（3）改善机体糖、脂代谢；调节机体免疫能力。

（4）消耗热量，塑造健美体型。

（5）训练机体反应能力，改善认知能力，防治阿尔兹海默症。

适合更年期女性运动的种类有：

（1）有氧运动：指运动过程中，机体利用摄入体内的充足的氧，分解储存的能源物质，提供运动所需的能量，其特征是运动强度低、持续时间长。有氧运动包括快步走、慢跑、骑车、广场舞、太极拳、跑步机等。利用有氧运动健身的最低要求是，每天运动的持续时间不能少于 30 分钟，每周运动不能少于 3 次。对更年期（绝经期）女性而言，有氧运动不仅能够强身健体，而且能够缓解工作压力，保持身心愉悦。

（2）无氧运动：是在肌肉缺氧的过程中进行，以消耗能量为主，包括举重、短跑、跳远等。

推荐模式：运动金字塔（图 2）

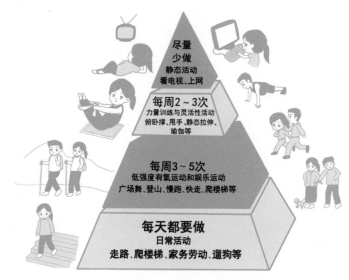

图2 运动金字塔

建议：

更年期（绝经期）女性运动前，应先做准备工作，防止突然剧烈运动造成的肌肉拉伤、心慌、气促、晕倒等现象。运动后，应进行放松活动，使身体逐渐恢复到正常状态，有利于全身脏器的调整，也可预防对身体不利因素的发生。

更年期（绝经期）女性体育锻炼贵在坚持，结合自身体质，选择1～2项保健运动项目，量力而行，循序渐进，动静适度，持之以恒，动作由易及难，由简到繁，由弱到强，然后逐步增加运动量。

94

哪些传统健身项目适合更年期（绝经期）

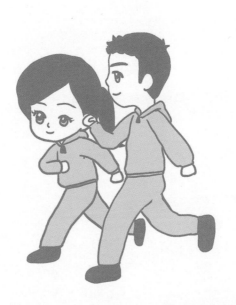

　　女性进入更年期（绝经期）后，随着卵巢功能的下降，身体会遇到这样那样的挑战。俗话说，生命在于运动，运动对身体的健康具有非常重要的意义。运动不仅可以帮助更年期（绝经期）女性适应身体内分泌的变化，耐受各种生理上的不适症状，还有助于缓解更年期（绝经期）带来的各种心理和精神负担，有利于帮助女性安然度过更年期（绝经期），并延缓老年期的到来。每位更年期（绝经期）女性应结合自己实际的身体健康状况、运动负荷、使用的器材、锻炼程度、周围环境、兴趣爱好等，选择不同的运动内容和方式。

建议：

　　选择可以让身体的各关节、各肌肉都可以得到运动的全身性项目。传统养生功法具有缓慢柔和、松紧结合、动静相兼、神形相合等特点，运动强度较快步走、慢跑等有氧运动小，对机体要求低，属于更年期（绝经期）女性比较适合的运动方式。如八段锦、太极拳、五禽戏等传统健身方法。可以使头颈部、躯干、上下肢都得到全面的锻炼。在运动时，应掌握适当的运动量，不宜做强度过大，速度过快的剧烈运动。每项运动的运动强度应从小到大循序渐进，选择合适的时间和地点，应在空气新鲜的地方，如湖滨、公园等场所进行锻炼。锻炼应持之以恒，不宜三天打鱼两天晒网，这样才能取得较为理想的锻炼效果。

八段锦的做法

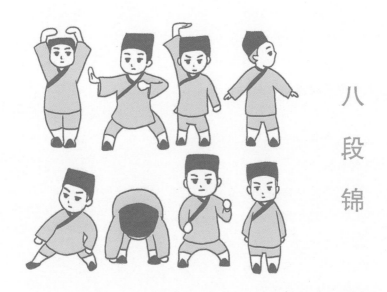

八段锦

　　八段锦最早出现在南宋洪迈的《夷坚乙志》中，形成于宋代，是一种中国古代气功功法。由八种肢体动作组成，内容包括肢体运动和气息调理。八段锦因为动作柔美，功法共为八段，每段一个动作，故名为"八段锦"。

　　在中国古老的导引术中，八段锦是流传最广，对导引术发展影响最大的一种。通过功法中的伸展、前附、后仰、摇摆等动作，达到活动关节、发达肌肉、增长气力、强健筋骨的目的。

八段锦动作要领：

预备势

两脚平行与肩宽，双手侧摆抱腹前。

屈膝身正心平静，调整呼吸守丹田。

两手托天理三焦

叉指上托抬头看，平视上撑意通天。

两臂下落沉肩肘，松腕舒指捧腹前。

左右开弓似射雕

跨步直立搭手腕，马步下蹲拉弓弦。

变掌外推臂伸展，并步起身往前看。

调理脾胃须单举

外旋上穿经面前，一掌上撑一掌按。

掌根用力肘微屈，舒胸拔脊全身展。

五劳七伤往后瞧

起身松腕臂外旋，转头双目往后看。

身体调整膝微屈，掌指向前往下按。

摇头摆尾去心火

马步下蹲臀收敛，先倾后旋向足看。

颈尾伸拉头上顶，头摇尾摆对称转。

两手攀足固肾腰

以臂带身上抻展，转掌下按膻中前。

指顺腋下向后插，摩运脊背将足攀。

攒拳怒目增气力

马步下蹲握固拳，单臂前冲瞪双眼。

拧腰顺肩趾抓地，旋腕握拳收腰间。

背后七颠百病消

两脚并拢要沉肩，呼吸均匀把足颠。

脚跟抬起稍停顿，下落震地全身安。

收势

体态安详身自然，均匀呼吸鼻内旋。

两手相叠小腹处，将气收归下丹田。

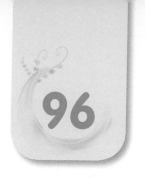

太极拳的好处

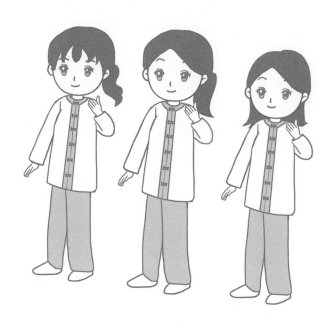

　　太极拳，发源于中国焦作市温县陈家沟，是以中国传统儒、道哲学中的太极、阴阳辨证理念为核心思想的中国武术拳法。太极拳集颐养性情、强身健体等多种功能为一体，结合易学的阴阳五行之变化，中医的经络学等形成的一种内外兼修、刚柔相济的中国传统拳术。

太极拳融武术、艺术、导引、吐纳为一体，动作柔和缓慢，动中求静，静中带刚，运动量适中，既可以颐养性情，又能强身健体，比较适合更年期（绝经期）女性。太极拳含蓄内敛、连绵不断、以柔克刚、急缓相间、行云流水的拳术风格使习练者的意、气、形、神可以逐渐趋于圆融一体的至高境界，而其对于武德修养的要求也使得习练者在增强体质的同时提高自身素养，提升人与自然、人与社会的融洽与和谐。

建议：

太极拳动作柔和、速度较慢、拳式易于学习，且架势的高或低、运动量的大小都可以根据每个人的体质而调整，是更年期（绝经期）女性的一种非常适宜的运动。

练习太极拳有舒缓情致，悉心养心的功效，更年期（绝经期）女性容易出现潮热出汗，失眠，情绪急躁，心慌，关节痛等症状，通过练习可有效地锻炼更年期（绝经期）女性的肌肉，同时可以舒筋活络，提高心肺功能，改善消化道症状；可以改变患者的急躁易怒的性情，缓解更年期（绝经期）潮热等症状，从而达到益寿延年的效果。

五禽戏的作用

五 禽 戏

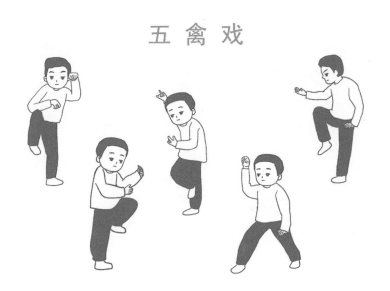

汉魏时期，神医华佗模仿虎、鹿、熊、猿、鸟五种动物的神态与动作，编创了一套健身运动，也就是"五禽戏"，是中国传统引导养生的一个重要功法，也是国家级非物质文化遗产项目。

虎戏侧重于活动腰、肾，起到按摩肾脏、固肾壮骨的作用；鹿戏侧重于活动躯体两侧胁肋，起到按摩肝胆、疏肝强筋的作用；熊戏侧重活动腹部胃肠，起到按摩腹部胃肠、健脾和胃、促进消化的作用；猿戏侧重活动心、胸，起到按摩心脏、养心健脑、增强记忆力的作用；鸟戏侧重活动胸、肺，起到按摩肺脏、补肺固表的作用。

动作要领：南北朝时陶弘景在其《养性延命录》中记载：

"虎戏者，四肢距地，前三掷，却二掷，长引腰，侧脚仰天，即返距行，前、却各七过也。

鹿戏者，四肢距地，引项反顾，左三右二，左右伸脚，伸缩亦三亦二也。

熊戏者，正仰以两手抱膝下，举头，左擗地七，右亦七，蹲地，以手左右托地。

猿戏者，攀物自悬，伸缩身体，上下一七，以脚拘物自悬，左右七，手钩却立，按头各七。

鸟戏者，双立手，翘一足，伸两臂，扬眉鼓力，各二七，坐伸脚，手挽足距各七，缩伸二臂各七也。夫五禽戏法，任力为之，以汗出为度，有汗以粉涂身，消谷食，益气力，除百病，能存行之者，必得延年。"

 建议：

此为更年期（绝经期）可以参照的锻炼方式，锻炼前，应当充分的做好准备运动，仔细阅读要领，亦可以购买一下视频、读物参照学习练习，切记不应盲从训练。

98 怎么制订适合自己的运动计划

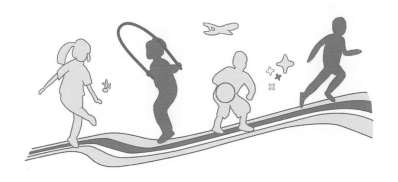

　　制订运动计划可以使自己有规可循，有明确的努力的方向和目标，进入更年期（绝经期）的阶段，有个人的运动计划，对于调节身体状况，保持健康向上的心态，可以延缓衰老，维持器官的正常功能。

　　制订个人的运动计划前，首先需要全面了解自身的健康状况。

　　（1）根据自己身心条件科学选择运动项目，因为不同健康水平和锻炼基础的人，身体功能活动水平也不相同。

　　（2）根据自己生活区域锻炼条件进行选择，一般来说，理想的环境是空气清新、阳光柔和安静幽雅之处，在这种环境下进行锻炼可以使人的精神得到充分的放松。

（3）根据不同季节选择合适的锻炼项目。

建议：

更年期（绝经期）选择适宜的运动方式，有益于自身的健康。运动对提高人体运动能力及器官功能起着重要的作用，但需要个体化选择运动锻炼方式和强度。特别是自身有某些基础疾病的人，应该避免某些对该基础疾病产生影响的运动。比如，骨质疏松者应避免中、高速易摔倒类运动，关节损伤者，应避免爬山类的运动；肥胖者，应避免跑步等关节受力运动等。

要根据自己的实际情况来制订运动计划，了解自己的体脂率，明确肥胖度，结合肥胖程度选择运动方式，循序渐进，让身体逐步适应运动状态，切忌急于求成。

提升运动量，更新运动计划的时候，每次增加的强度、时间、总量应当参照原先活动量的 10% 予以递进；保证运动时长，才能达到锻炼的目的；可以寻找队友一起运动，可以互相鼓励，坚持运动就是胜利。

99 穴位按摩对身体有哪些好处

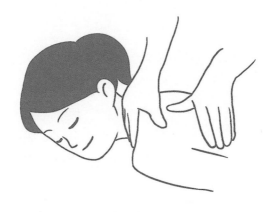

　　穴位按摩是祖国传统医学的重要组成部分，它是以祖国传统医学理论为指导，以经络腧穴学说为基础，以按摩为主要施治，用来防病治病的一种手段。穴位按摩具有刺激人体特定的穴位，激发人的经络之气，以达到通经活络、调整人的机能、祛邪扶正、平衡阴阳之功效。

　　穴位按摩通过肢体动作产生一种力学刺激，作用于一定的穴位之上，而达到治病的目的。中医认为经穴"通者不痛，不通者痛"，人的许多疾病，往往是气血循环不畅引起的。按摩穴位时，相应的部位受到刺激，局部皮肤的温度增高，血液循环明显加快，新陈代谢也随之提高。这种血管的良性改变，通常会影响全身，改变整个机体的血液循环情况，从而增强人体各组织器官的抵抗能力。穴位按摩不仅可以作为辅助治疗病症的一种方式，而且对于调节人的情绪和心理也有特殊的功效。

建议：

　　穴位不仅可以作为辅助治疗病症的一种手段，而且可以起到很好的保健效果。但是，穴位按摩，需要讲究正确合理的方法。祖国传统医学讲究辨证论治与辨病论治相结合，应当注意根据自己的体质以及症状，综合判断，选择一些适合、针对自己不适相对应的穴位来进行按摩，必要时可以去医院寻求相关专业的医生进行指导，避免盲目按摩，不仅没有效果，而且反而会适得其反。

100 有哪些简单易学的穴位按摩

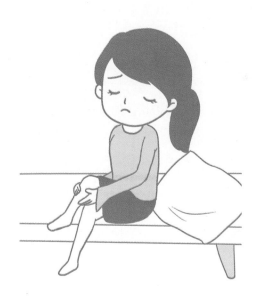

按摩涌泉穴：涌泉穴是足少阴肾经的要穴，按摩涌泉穴可以滋肾清热，导火下行，除烦宁神。

定位。在足底部，在足前部凹陷处，第二、三趾趾缝纹头端与足跟连线的前 1/3 处。

方法。左手握住左脚趾，用右手拇指或中指指腹按摩左脚涌泉穴 36 次，同法按摩右脚。如此反复 2～3 次。

按摩血海穴: 该穴位有化血为气,运化脾血之功能,为人体足太阴脾经上的重要穴道之一。

定位。屈膝在大腿内侧,髌底内侧端上 2 寸,当股四头肌内侧头的隆起处。

方法。每天上午 9~11 时,脾经经气的旺时刺激效果最好,以手指的指腹部位按压,每天坚持按揉两侧血海 3 分钟,力量不宜太大,能感到穴位处有酸胀感即可。

按摩神门穴: 神门穴是手少阴心经的穴位之一。按摩该穴,宁心安神,适用于心烦、惊悸、怔忡、健忘、失眠等症。

定位。腕横纹尺侧端,尺侧腕屈肌腱的桡侧凹陷处。

方法。左手示指、中指相叠加,按压在右手神门穴上,按揉 5 分钟,然后再换手操作。

按摩三阴交穴: 三阴交为足三阴经气血交会之穴,按摩该穴,可健脾祛湿、安神、调经。

定位。足内踝尖直上三寸(约四横指),靠胫骨后缘处。

方法。跷起二郎腿,用拇指按摩三阴交穴 49 次,一般内分泌失调患者,经常在本穴会有明显压痛。

参考文献

1. 国务院 . "健康中国 2030" 规划纲要 .2016.

2. 国务院 . 中国妇女发展纲要（2021—2030 年）.2021.

3. 国务院 . 中国儿童发展纲要（2021—2030 年）.2021.

4. 健康中国行动推进委员会 . 健康中国行动（2019—2030 年）.2019.

5. World Health Organization. Draft thirteenth general programme of work. 2019−2023.

6. 沈艳梅 . 浅谈影响老年人心理健康水平的相关因素［J］. 世界最新医学信息文摘，2019，19（99）：354−355.

7. 华克勤，丰有吉 . 实用妇产科学［M］. 第 4 版 . 北京：人民军医出版社，2018.

8. 仲跻园，万沁 . 体检人群腰臀比与高血糖、高血脂、高尿酸的相关性研究［J］. 检验医学与临床，2018，15（19）：2848−2851.

9. 李融融，陈伟 . 基于地中海饮食的围绝经期营养管理［J］. 协和医学杂志，2021，12（2）：167−171.

10. 董正娇，张京晶，冯林森，等 . 饮食行为对围绝经期女性健康的潜在影响［J］. 中国临床保健杂志，2020，23（4）：561−565.

11. 李舍予，袁祥，李双庆，等 . 关注肥胖防控中的睡眠健康［J］. 中国全科医学，2017，20（11）：1282−1287.

12. 梁开如，蒋成刚 . 更年期女性心理健康管理专家共识［J］. 中国妇幼健康研究，2021，32（8）：1083−1089.

13. 孙艳格，张李松 . 更年期妇女健康管理专家共识（基层版）［J］. 中国全科医学，2021，24（11）：1317−1324.

14. 中医中药中国行组委会 . 走进中医：领略中医药文化的无穷魅力文图版［M］. 北京：中国中医药出版社，2018：498−500.

15. 罗颂平 . 中医妇科学［M］. 北京：高等教育出版社，2008：119-120.

16. 陈德兴 . 方剂学［M］. 上海：上海浦江教育出版社，2018：288.

17. 邓中甲 . 方剂学［M］. 北京：中国中医药出版社，2002：171.

18. 杜惠兰，罗颂平 . 中医临床诊疗指南释义妇科疾病分册［M］. 北京：中国中医药出版社，2015：34.

19. 邓中甲 . 方剂学［M］. 北京：中国中医药出版社，2002：85-86.

20. 徐进华，罗玉韵，丁萍 . 舒肝解郁胶囊治疗围绝经期失眠症临床观察［J］. 世界临床药物，2016，37（10）：691-693，702.

21. 张耕源，张建春，谢娜，等 . 舒肝解郁胶囊对围绝经期失眠妇女血清 FSH、IL-1β 及 5-HT 的影响［J］. 西部中医药，2018，31（4）：5-9.

22. 黄仲义，陈德兴 . 中国非处方药选用指南［M］. 上海：上海中医药大学出版社，2002：301.

23. 中国营养学会 . 中国居民膳食指南［M］. 北京：人民卫生出版社，2016：32-55.

24. Association between physical activity, cardiorespiratory fitness, and body composition with menopausal symptoms in early postmenopausal women [J]. Morardpour Fatemeh, Koushkie Jahromi Maryam, Fooladchang Mahboobeh, Rezaei Rasoul, Sayar Khorasani Mohammad Reza. Menopause (New York, N. Y.). 2020 (2): 230-237.

25. Impact of exercise on bone mineral density, fall prevention, and vertebral fragility fractures in postmenopausal osteoporotic women [J]. M. Hoke, N. B. Omar, J. W. Amburgy, D. M. Self, A. Schnell, S. Morgan, Emerson A. Larios, M. R. Chambers. Journal of Clinical Neuroscience. 2020(prep):

1-3.

26. 肖微，周俊，章文春.女性更年期综合征运动疗法研究概况［J］.辽宁中医药大学学报，2016，18（12）：75-77.

27. 郝晶，窦娜，马素慧，等.八段锦气功操对围绝经期妇女生活质量的影响［J］.中国老年学杂志，2013，33（21）：5266-5268.

28. 王颖，李青，杨娜，等.太极运动对围绝经期妇女生活质量影响的系统评价［J］.中国老年学杂志，2019（3）：584-587.

29. 邱茂良，张善忱.针灸学［M］.第5版.上海科学技术出版社，1985：110-112.

30. 王冰洁.老年人心理健康的3个坎［J］.江苏卫生保健，2021（7）：38.

31. 王兵，杨逸彤，曹宜璠.上海市社区独居老人的心理健康状况［J］.中国老年学杂志，2019，39（8）：1987-1989.

32. 世界卫生组织生殖健康与研究部，避孕方法选用的医学标准［M］.第4版.北京：中国人口出版社，2011.

33. 妇产科相关专家组.女性避孕方法临床应用的中国专家共识［J］.中华妇产科杂志，2018，53（7）：433-447.

34. 李致远，王文玲.继发性闭经的中西医治疗进展［J］.中医研究，2013，1：78.

35. 刘雪玲，胡春艳，刘港，等.卵巢早衰发病机制及相关治疗机制的最新研究进展［J］.江苏大学学报（医学版），2021，31（5）.

36. Freedman RR. J Steroid Biochem Mol Biol. 2014, 142(7): 115-120.

37. 郑燕伟，陶敏芳.围绝经期女性睡眠障碍的研究进展［J］.上海交通大学学报（医学版），2016，36（7）：1088-1092.

38. MILI ET AL. Genitourinary syndrome of menopause: a systematic review on prevalence and treatment. Menopause: 2021, 28(6): 1–11.

39. 绝经生殖泌尿综合征临床诊疗专家共识专家组.绝经生殖泌尿综合征临床诊疗专家共识［J］.中华妇产科杂志，2020，55（10）：659–666.

40. 郁琦，魏代敏.绝经相关激素补充治疗的适应证及历史发展［J］.中国计划生育和妇产科，2012，4（5）：8–12.

41. 谢梅青，谢小倩.围绝经期女性心血管疾病的防治［J］.实用妇产科杂志，2020，36（9）：647–649.

42. Villiers TJ et al. Global Consensus Statement on Menopausal Hormone Therapy. CLIMACTERIC 2013, 16: 203–204.

43. 中华医学会妇产科学分会绝经学组.绝经管理与绝经激素治疗中国指南（2018）［J］.中华妇产科杂志，2018，53（11）：729–739.

44. 张建忠，等.新编临床妇产科学［M］.长春：吉林科学技术出版社，2019：168–183.

45. 钟喜杰，等.妇产科学临床新进展［M］.长春：吉林科学技术出版社，2019：261–300.

46. 华嘉增，朱丽萍.现代妇女保健学［M］.上海：复旦大学出版社，2011.

47. 更年期妇女保健指南（2015年）［J］.实用妇科内分泌杂志（电子版），2016，3（2）：21–32.

48. 熊庆，吴康敏.妇女保健学［M］.北京：人民卫生出版社，2014.

49. 舒宽勇，邓卫平.绝经激素治疗与绝经相关症状［J］.中国实用妇科与产科杂志，2020，36（3）：206–209.

50. Zarski AC, Berking M, Fackiner C, et al. Internet-based guided self-help

for vaginal penetration difficulties: results of a randomized controlled pilot trial [J]. J Sex Med, 2017, 14(2): 238-254.

51. 舒涵, 熊正爱. 绝经期泌尿生殖综合征治疗及健康管理的研究进展 [J]. 重庆医学, 2020 (15): 2572-2576.

52. 于普林. 老年医学 [M]. 第 2 版. 北京: 人民卫生出版社, 2020: 433-532.

53. Myer E N B, Roem J L, Lovejoy D A, et al. Longitudinal changes in pelvic floor muscle strength among parous women [J]. Am J Obstet Gynecol, 2018, 219(5): 482. e1-482.e7.

54. 胡妍, 喻燕雯. 盆底物理康复治疗对更年期女性盆底肌功能障碍的疗效分析 [J]. 中国妇幼健康研究, 2020, 31 (10): 1419-1422.

55. 女性压力性尿失禁诊断和治疗指南 (2017) [J]. 中华妇产科杂志, 2017, 52 (5): 289-293.

56. 蒋妍, 闫璐, 杜飞达, 等. 河北省女性尿失禁患病率调查及其影响因素分析 [J]. 中华妇产科杂志, 2016, 51 (12): 914-920.

57. 冯立雪. 影响绝经期女性压力性尿失禁的原因分析 [J]. 中国民康医学, 2019, 31 (8): 125-126.

58. 谢幸, 孔北华, 段涛. 妇产科学 [M]. 第 9 版. 北京: 人民卫生出版社, 2018: 245.

59. 柳浩, 罗光恒. 女性尿道肉阜的发病原因及机制研究现状 [J]. 川北医学院学报, 2014, 29 (2): 203-206.

60. 韩冬, 张万生. 探究女性尿道肉阜的临床治疗现状 [J]. 中国社区医师, 2015, 32 (21): 8-10.

61. 金凤, 李长滨, 邵红芳, 等. 更年期妇女骨关节病症状发生及其相关

因素分析 [J].生殖医学杂志,2013,4,22(4):291-229.

62. 杨志龙,周香玲.非骨性关节病的更年期妇女骨关节痛 [J].医学信息,2014,27(1):303.

63. 王方,邹德威.原发性骨质疏松症的病因学研究进展 [J].中国骨质疏松杂志,2012,18(7):675-679.

64. 王彤华.预防骨质疏松症的研究进展 [J].全科护理,2014,12(18):1648-1650.

65. 周冉.老年人预防跌倒研究进展 [J].体育文化导刊,2016(12):57-61.

66. 陈舒,雨林梅,等.浅谈老年人如何预防跌倒 [J].科技资讯,2013(8):233.

67. 张琳娜.健康教育在老年人预防跌倒中应用效果 [J].临床医药文献电子杂志,2020,7(72):141-142.

68. Appelman Y, van Rijn B B, Ten Haaf M E, et al. Sex differences in cardiovascular risk factors and disease prevention [J]. Atherosclerosis, 2015, 241(1): 211-218.

69. 陈建,洪秀琴.雌激素对心血管系统的细胞作用机制的探讨 [J].中华老年心脑血管病杂志,2019,21(3):314-315.

70. Whitcomb BW, Purdue-Smithe AC, Szegda KL, et al. Cigarette smoking and risk of early natural menopause [J]. Am JEpidemiol, 2018, 187(4): 696-704.

71. 谢梅青,陈蓉,等.中国绝经管理与绝经激素治疗指南(2018)[J].协和医学杂志,2018,9(6):512-525.

72. 高庆蕾.卵巢癌与基因检测的规范化 [J].中国实用妇科与产科杂志,2021,37(6):605-609.